Science of Eating

吃的科学

都是食物惹的祸？

徐 昊 编著

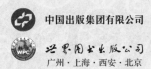

中国出版集团有限公司

世界图书出版公司

广州·上海·西安·北京

图书在版编目（CIP）数据

吃的科学：都是食物惹的祸？ / 徐昊编著 . — 广州：
世界图书出版广东有限公司，2024.5
ISBN 978-7-5232-1262-2

Ⅰ . ①吃… Ⅱ . ①徐… Ⅲ . ①食品营养 Ⅳ . ① R151.3

中国国家版本馆 CIP 数据核字（2024）第 077667 号

书　　名	吃的科学： 都是食物惹的祸？
	CHIDE KEXUE:DOUSHI SHIWU REDE HUO?
编　　著	徐　昊
责任编辑	冯彦庄
装帧设计	书窗设计
责任技编	刘上锦
出版发行	世界图书出版有限公司　世界图书出版广东有限公司
地　　址	广州市新港西路大江冲 25 号
邮　　编	510300
电　　话	020-34201967
网　　址	http://www.gdst.com.cn
邮　　箱	wpc_gdst@163.com
经　　销	各地新华书店
印　　刷	广东信源文化科技有限公司
开　　本	710 mm × 1000 mm　1/16
印　　张	17
字　　数	190 千字
版　　次	2024 年 5 月第 1 版　2024 年 5 月第 1 次印刷
国际书号	ISBN 978-7-5232-1262-2
定　　价	59.00 元

目 录

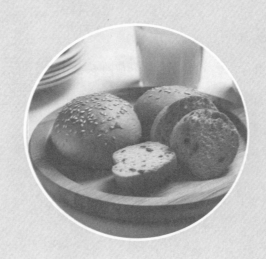

主食篇

早餐吃不好，伤胃长胖又致癌吗？

老陈工作很忙，每天早上在路边摊买上两根油条加肉包子当早餐；妻子很节约，每天早上都是白粥加咸菜；儿子总是晚睡晚起，略过早餐直接吃午饭。

这可以算是"中国式早餐"的代表了。

这样吃有哪些问题呢？

◉ 不吃早餐

不吃早餐的理由有很多：早上想多睡一会，时间太紧了来不及，为了减肥故意不吃，没什么胃口所以就不吃了……

对于那些长期不吃早餐的人，以下问题的发生率会大大提高。

1. 胆结石

胆囊里的胆汁在晚饭后就会开始储存。如果不吃早餐，胆囊就很难收缩以排出胆汁来帮助消化，储存的胆汁会进一步浓缩，时间久了就很容易沉淀成胆结石。

2. 胃病

最常见的是胃炎和胃溃疡。不吃早餐的话，就意味着从前一晚吃完晚餐后，一直到第二天中午都没有进食，胃部长时间处在一个空荡荡的饥饿状态，胃部的各种消化酶就会随之去消化胃黏膜，久而久之，胃病自然会找上门来。

3. 肥胖

不吃早餐居然还会导致肥胖，这点看起来似乎有点不合常理，但事实就是这样。因为人在饥饿情况下，往往会更优先选择碳水和高蛋白食物。早餐不吃的话，晚餐就容易吃得多，脂肪囤积，身体自然就更容易发胖了。

4. 便秘

三餐按时吃，能够养成胃结肠的反射，有助于规律排便。要是经常不吃早餐，胃结肠的反射就会慢慢减弱，时间一长就很容易便秘了。

◉ 油炸早餐

很多人买早餐时都会选择油条、葱油饼和各种油炸物。这类早餐确实好吃，价格也很实惠，一根油条基本上就能吃饱，但健康风险也是显而易见的。

首先，这类食物在经过高温油炸后，维生素等营养成分会被破坏，还可能导致蛋白质和脂肪高温变性，生成苯并芘和杂环胺等致癌物。

其次，油炸早餐所使用的油基本上都是反复使用的。油反复炸就很可能催生出脂质过氧化物、多环芳羟等有害物质，增加肝肾器官的代谢压力，久而久之，就会诱发心血管疾病和肿瘤等。

当然，这里的油炸早餐不仅仅指油条，麻花、糖油粑粑、煎堆等也包括在内。炸鸡蛋也属于油炸食物，所以不建议常吃。

◉ 白粥配腌菜

既然吃得太油腻不行，那就吃得清淡一点行不行，比如白粥配腌菜？如果你这么想，那就大错特错了！

白粥虽然清淡，但营养成分过于单一，缺乏蛋白质、维生素和膳食纤维等，并且白粥的升糖指数较高，不利于餐后血糖控制，尤其对糖尿病人而言是极其不友好的。腌菜就更不用说了，属于高盐食品，容易导致体内水钠出溜，高血压患者一定要避免。

除此之外，还有几种错误的早餐选择：

1. 吃得太节俭

节俭是个好习惯。前一天晚上吃的菜要是没吃完剩下了，第二天早上拿出来热一热当早餐吃，但节俭的同时更要注意健康。隔夜菜，尤其是隔夜的鱼、海鲜、绿叶蔬菜等是不建议吃的，因为这类菜在经过一整夜后亚硝酸盐含量会明显上升，致癌风险较大。

另外，食物存放不当，还可能被细菌污染而变质，产生有毒有害物质，食用后会引发细菌性中毒。更何况隔夜菜不论是口感上还是营养价值上，都会大打折扣。

2. 吃得太随意

什么叫"随意"？就是匆匆应付了事。这是年轻人经常遇到的问题，有些人喜欢拿巧克力、饼干或干脆面等零食当早餐。这类早餐有着一个明显缺点，就是营养单一，长期这么吃会营养不良。此外，很多零食都属于加工食品，糖和油比较多，不利于均衡膳食，没营养还会使人长胖。

◉ 早餐这样吃才健康

《中国居民膳食指南 2022》指出，要是早餐里包含谷薯类食物，蔬菜水果，动物性食物，奶类、大豆和坚果等 4 大类食物，就可以认为是营养充足的早餐。

说得更简单直白一点，早餐包括以上 4 类，是营养充足；如果包括其中 3 类，就属于质量较好；如果包括其中 2 类，就是一顿及格的早餐；如果只有其中 1 类，就属于质量较差的早餐了。

Tip

健康早餐的原则

少油少盐
种类丰富

看到这里，可能有人还是会觉得复杂麻烦，犯迷糊，那再说细化一点：学生建议主食 + 牛奶 + 果蔬；上班族可以选择杂粮粥 + 水煮蛋 + 果蔬；而老年人群体则建议少肉 + 低脂肪 + 高纤维。

早餐时间是一天的开始，同时早餐也是一天中重要的能量来源，千万不要马虎对待！

参考资料：

[1] 陈艳秋、孙皎、孙建琴等：《等能量而不同血糖指数的粥、馒头与米饭对 2

型糖尿病患者餐后血糖及胰岛素水平的影响》，《中华内分泌代谢杂志》2012 年第 4 期。

［2］　国家食品药品监督管理局（CFDA）:《世界卫生组织国际癌症研究机构致癌物清单》。

［3］　中国营养学会:《中国居民膳食指南 2022》，人民卫生出版社，2022。

戒碳水减肥可取吗?

陈阿姨年轻时体重就超标，就这样顶着"胖子"的外号过了大半辈子。好不容易到了退休有了属于自己的时间，她决心要将体重减下去，于是到处寻找减肥方法。

最近 4 个月，她的体重明显减轻，整个人瘦到了前所未有的水平，秘密就是戒碳水！可是好景不长，体重减轻的同时，各种问题接踵而至。她先后出现了全身乏力、记忆力减退等问题，到医院检查，又被告知身体多项指标异常。

◉ 什么是戒碳水？

我们先要了解，碳水化合物是什么？

从整体来看，水果里的果糖、白糖和冰糖中的蔗糖、谷类食物里的淀粉，以及果蔬中的膳食纤维都属于碳水化合物。

再细分一下，碳水化合物主要有以下几类：

碳水化合物是由碳、氢和氧三种元素组成，自然界存在最多的有机化合物，后来发现有些化合物按其构造和性质更应属于糖类化合物。而食物中的碳水化合物分成 2 类：人可以吸收利用的有效碳水化合物，如单糖、双糖、多糖；人不能消化的无效碳水化合物，如纤维素。

通常我们所说的"戒碳水"，指的是解除食物中的可吸收碳水化合物。比如，水稻、小麦和玉米等谷类食品，黄豆、红豆和绿豆等豆类食品，土豆、芋头和山药等淀粉类食物，牛奶、酸奶等各类奶制品，各种含糖饮料，各类水果，以及饼干、面包和各类零食中的碳水化合物。

碳水化合物的作用是帮助快速升高血糖，这在过去是非常健康的，人们吃饱肚子，能量爆发，很快就能去耕作或者打仗。但是在现代社会，人们从体力工作转为脑力工作，能量消耗慢，碳水化合物带来的高额能量就会被储存起来，变成人人都讨厌的脂肪。于是，一批"碳水化合物有毒"的支持者开始对抗几千年的饮食习惯，坚决告别碳水化合物。

这个问题，在学界引起了广泛探讨。2018 年，权威医学期刊《柳叶刀》子刊 *The Lancet Public Health* 上发表了一项令人瞩目的研究。这项研究长达 25 年，受访者高达 43 万人，在跟踪随访后研究人员发现，总体碳水化合物摄入的量和预期寿命间存在着"U"形关联。低碳水饮食风险最高，中等剂量风险最低，高碳水饮食风险略微增加。这里的中等剂量指的是从碳水化合物中获取 50%~55% 能量的人，符合《中国居民膳食指南 2022》中的建议。

◎ 戒碳水，身体会出现什么变化？

碳水化合物不仅能给我们身体提供能量，而且参与机体细胞的组成和多种活动，因此，一旦缺少碳水，身体就会发出各种"报警"信号。

1. 思维迟缓

我们的大脑很依赖葡萄糖供能，身体如果长期处于碳水不足、血糖较低的状态，就可能出现头晕、乏力和记忆力减退等低血糖症状。

2. 口臭

机体为了满足自身对葡萄糖的需求，会被迫动用体内的蛋白质和脂肪来供能，这时体内会产生酮体。酮体是由乙酰乙酸、β- 羟丁酸和丙酮生成的，其中丙酮是一种具有特殊气味的化学物质，会释放"烂苹果"的味道，最终诱发口臭。当情况加重时，汗液和尿液中也会出现类似的味道。

3. 怕冷

长期摄入碳水化合物不足，会导致机体每天处于能量不足的状态。此时身体会跟着进入"节能"状态，降低体温，血液循环速度随之减慢，手脚自然就很容易发凉，人也更容易怕冷。

4. 焦虑、易怒

碳水化合物的摄入会影响血糖水平，而血糖水平又会影响我们大脑中 5- 羟色胺的释放，5- 羟色胺的释放可以让人获得满足感与幸福感。因此，长期的低碳水饮食很容易让人陷入轻度抑郁状态，更容易使人出现焦虑和愤怒。

5. 营养不良

当碳水化合物摄入不足时，身体会消耗蛋白质来提供能量，易引发营养不良、皮肤明显变差、脱发加重、体力和抵抗力持续下降等情况。特别是许多含碳水主食中富含人体需要的多种维生素，比如米饭中就含有比较多的维生素 B_1、B_2，维生素 E 等，长期不吃主食会导致维生素缺乏。

◎ 主食常见错误吃法

有些人为了戒碳水，就不吃主食，这当然不可取。除了简单粗暴的不吃主食之外，下面这 4 种主食常见的错误吃法也要不得。

1. 单一主食

南方人喜欢吃米饭，北方人喜欢吃面。但是目前食物来源充足了，建议主食种类要丰富点，比如全谷物、薯类和杂豆类等都属于主食，应该多换换花样。

2. 喜欢吃油炸主食

油炸食物确实好吃，但不宜多吃。常见的油炸食物有油条、油饼、炸薯条等。食物在油炸过程中不仅维生素和矿物质等营养元素会被破坏，而且一些淀粉类食物在油炸后还可能产生致癌物丙烯酰胺。

3. 只吃粗粮

很多人听说粗粮有很多好处，比如利于降血糖和减肥等，就坚持顿顿主食只吃粗粮，但粗粮中大量难以消化的物质，会导致腹胀和消化不良。

4. 主食填肚子

肚子饿了，先吃几口饭或面条，那种感觉真爽！但是这样吃，等身体感觉到饱腹感，就已经不知不觉地摄入更多热量。

正确的进食顺序应该是先吃蔬菜或喝汤，再吃肉类，最后才是吃主食。道理很简单，因为在空腹时我们的食欲往往比较旺盛，吃东西自然也狼吞虎咽，一般很难控制住脂肪与蛋白质的摄入量，所以最好先吃蔬菜或喝汤。等四五分饱了，我们就可以摄入肉类等高蛋白食物，最后再吃主食。这样不仅能够减少热量的摄入，还能减缓血糖的上升速度。

◉ 如何摄入高质量碳水？

主食粗细搭配，多蒸煮、少煎炸。不管什么时候，碳水仍然是健康饮食金字塔的基础（图1）。

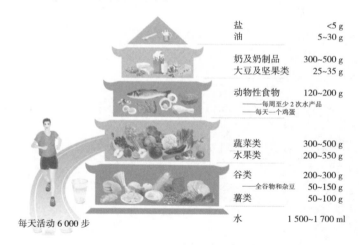

盐	<5 g
油	5~30 g
奶及奶制品	300~500 g
大豆及坚果类	25~35 g
动物性食物	120~200 g
——每周至少2次水产品	
——每天一个鸡蛋	
蔬菜类	300~500 g
水果类	200~350 g
谷类	200~300 g
——全谷物和杂豆	50~150 g
薯类	50~100 g
水	1 500~1 700 ml

每天活动6 000步

图1 中国居民平衡膳食宝塔

（来源：中国居民膳食指南网，dg.cnsoc.org/images/ssbt 2022b.jpg）

参考资料：

［1］ Sara B. Seidelmann, C. Brian, S. Cheng, et al, "Dietary Carbohydrate Intake and Mortality: A Prospective Cohort Study and Meta-analysis," *The Lancet Public Health*

(2018)：2468-2667.

［2］ Seid, Rosenbaum: "Low Carbohydrate and Low-Fat Diets: What We Don't Know and Why We Should Know It," *Nutrients* 11 (2019):2749.

［3］ 朱玉、黄永、张庄等：《低碳水化合物饮食与高血糖关联的横断面研究》，《中华疾病控制杂志》2023 年。

［4］《营养最差的主食吃法》，《健康时报》2014 年 10 月 27 日，https://www.jksb.com.cn/newspaper/Html/2014-10-27/11996.html .

吃粗粮能控制血糖升高吗？

汪大哥是南方人，有囤粮的习惯，并且一直觉得粗粮肯定比细粮营养更好，因此，在家里囤了不少粗粮。南方湿润的气候导致这些粗粮很容易发霉，但他又舍不得扔掉，觉得太浪费了，所以还是继续吃。

殊不知，这种长期不健康的饮食方式为他后来的胃癌埋下了伏笔。胃癌的形成本就是一个长期过程，且和饮食有很大关系。变质的粗粮很容易产生黄曲霉素。黄曲霉素作为 1 类致癌物，其毒性是砒霜的 68 倍，长期摄入的危害可想而知。

汪大哥的教训虽然很深刻，但也在告诉我们，在日常饮食上很多人都存在着类似的误区，比如认为变质的粗粮还可食用等。

● 粗粮到底是什么？

"粗粮"这个概念主要是相对于细粮来说的，简单来说，加工过程比较简单，保留了更多成分的粮食就是粗粮。粗粮主要包括全谷物、杂豆和薯类。

《中国居民膳食指南 2022》对这三类粗粮进行了详细的解释。

①全谷物：指的是没有经过精细化加工，或者是虽然经过碾磨、

压片和粉碎等处理，但还是保留了完整谷粒所具备的结构以及天然营养成分的谷物，比如黑米、燕麦、糙米、大麦、玉米、小米、高粱米和荞麦等。

②杂豆：红豆、绿豆、黑豆、芸豆、豌豆和蚕豆等各种豆类。

③薯类：红薯、山药、芋头和土豆等。

◉ 吃粗粮有什么好处？

粗粮吃对了对身体确实有好处，比如能很好地控制体重与血糖，能调整食欲、降低胆固醇水平，甚至还能降低癌症风险，等等。

每种粗粮都有不同的优点：

①全谷物比精制米面含有更多的维生素、矿物质和膳食纤维等营养成分。

②杂豆又叫淀粉豆，很适合当主食。杂豆蛋白质的氨基酸组成和黄豆很相似，也就是说接近人体的氨基酸需求。杂豆还富含谷类蛋白质缺乏的赖氨酸，如果和谷类食物搭配着食用，就能很好地发挥和蛋白质的互补作用。另外，杂豆还有很丰富的 B 族维生素和膳食纤维。

③薯类的蛋白质和脂肪含量比较低，维生素 C 含量比较高。并且不同薯类的营养也是不同的，比如红薯含有很丰富的 β- 胡萝卜素，山药和土豆的钾含量很丰富。

◉ 升糖特别快的"伪粗粮"

虽说粗粮对控制血糖和体重很友好，但也不是所有粗粮都能帮助控制血糖。有一些粗粮不仅不能控血糖，吃了它反而还可能升血糖。

在讲这个问题前，我们先简单介绍一下血糖生成指数（Glycemic index, GI）。血糖生成指数指的是食用某种食物后，这种食物使血糖升高多少的能力，也叫升糖指数。血糖生成指数低的食物在人体里消化与吸收相对缓慢，有利于控制餐后血糖。

常见的食物血糖生成指数（表1）了解一下。

表1 常见食物血糖生成指数表

食物名称	血糖生成指数（GI）
大米饭	82~90
馒　头	82
油　条	75
土　豆	62
小米粥	60
面　条	57
煮玉米	55
山　芋	54
玉米饼	46
西　瓜	72
哈密瓜	70
菠　萝	66
香　蕉	52
葡　萄	43
橘　子	43
苹　果	36
樱　桃	22
南　瓜	75
胡萝卜	71
山　药	51
豌　豆	42
四季豆	27
黄　瓜	15
西红柿	15
菠　菜	15

1. 即食燕麦片粥

即食燕麦在经过压片后，大部分淀粉都会直接暴露在外，再加上现在市面上很多燕麦片都是先切粒再压片，这就导致淀粉暴露得更多。另外，燕麦在切片前还要煮和烘干，经过这些工序后，淀粉就会彻底糊化，这就使得即食燕麦片粥看起来似乎有利于控制血糖，但实际上血糖生成指数很高，达到了79。

2. 部分全麦面包

请注意，这里有"部分"这个词。之所以说是"部分"，是因为现在市面上售卖的一些所谓的"全麦面包"，压根就不是真正意义上的全麦面包，而是通过焦糖或者糖浆染色，再加入胚芽或麸皮等"伪装"而成的，其血糖生成指数大多都在75左右，属于高GI食物。

想要识别真正的全麦面包很简单，我们只要看配料表的第一个原料即可：如果第一个原料是"全麦"或者"全小麦"，那么它很大可能是全麦面包。

3. 部分杂粮馒头

和"部分全麦面包"是同一个道理。因为现在市面上的很多"杂粮馒头"都添加了糖、色素、香精和油，并且杂粮含量很有限。

4. 煮地瓜

地瓜作为薯类，相比于精米白面，有着更多的膳食纤维，并且还含有丰富的 β- 胡萝卜素。可与此同时，地瓜含有的单双糖也比较多，比如蔗糖和葡萄糖，这就导致地瓜的血糖生成指数很高，达到了77。要是烤地瓜的话，血糖生成指数会更高，一般超过了80。因此，地瓜可以当作主食，但一定要控制住量。

知识延伸

黑斑红薯

我们平时在购买红薯时经常会遇到黑斑红薯。它一般表面有黑斑或表面黑色、褐色的凹陷状斑块，这些斑点呈圆形或椭圆形，且上面有黑色的霉状物。这种红薯很可能就是已经受到黑斑病菌感染而得了黑斑病。

黑斑红薯会排出甘薯酮、莨菪素和甘薯酮醇等有毒物质。这些物质会对人体的肝脏造成损伤，人们食用后可出现中毒症状，轻则恶心呕吐，重则神志不清、昏迷、抽搐等。需要提醒的是，这些毒素一般在高温烹饪下很难被破坏。

因此，如果大家平时看到这种红薯，且吃起来有点发苦，就尽量不要再吃了。就算是正常的红薯，我们在吃的时候也不要吃红薯皮，因为红薯皮往往含有大量的生物碱，人们食用后可引起肠胃不适，长期食用会加重肠胃负担。

◉ 除了米饭，这 3 种主食也不应该被忽略！

在传统认知中，米饭和面条等才算是主食，而其他食物不会被当作主食。可是，有些食物平时明明被我们当作配菜和配餐来食用的，严格来说却算是主食。

1. 山药

很多人将山药当作蔬菜来吃。事实上，它的碳水化合物含量并不低，完全能够替代主食，并且就算吃得很多，热量也不会很高，饱腹感很强。要是把山药当作配菜来吃的话，那同时吃的其他主食就要相应减少点。

2. 土豆

相对于红薯而言，土豆的含糖量要低一些。目前有不少国家都在"土豆主食化"。蒸煮是土豆最好的烹饪方式。如果你的菜里面有土豆丝或土豆片，那其他主食就要相应减量了。

3. 薯类

和米饭、面条等主食相比，薯类食物的膳食纤维很丰富，并且体积大、饱腹感强。更重要的是，薯类价格往往比较便宜，而且味道很香甜，性价比高。不过需要提醒的是，正因为薯类有这些优点，所以人们很容易一不小心就会吃多，建议一餐吃一个拳头大小的量就差不多了。薯类最好是蒸煮，尽量不要烤。

总的来说，粗粮虽然好，但在食用时还是有很多讲究的，一不小心就可能由控糖变成了升糖。我们只有做到充分了解，才能更好地食用粗粮。

参考资料：

［1］中国营养学会：《中国居民膳食指南2022》，人民卫生出版社，2022。

［2］杨月欣：《中国食物成分表（标准版）》，第6版，北京医科大学出版社，2018。

［3］Zhang, Rong, et al,"Impact of Different Cooking Methods on the Flavor and Chemical Profile of Yellow-fleshed Table-stock Sweetpotatoes (Ipomoea batatas L.)," *Food Chemistry* X,17 (2023): 100542.

［4］刘姿梅：《浅谈红薯黑斑病综合防治技术》，《上海农业科技》2014年第2期。

白粥真的养胃吗?

老刘最近胃病又犯了。

老刘今年 60 岁,刚退休,过去天天应酬吃坏了胃。退休之后,他就开始了养生,经常在大鱼大肉之后的第二天吃上清粥小菜。

告别大鱼大肉,换上白粥,按理说胃部应该舒服很多,但是老刘不仅没有等来想象中的"养胃",胃部反而愈加不适,人也开始明显消瘦起来。检查后,医生说他的胃病已经很严重了,必须马上入院治疗。老刘很不理解,不是都说喝粥养胃吗,到自己身上怎么就无效了?

◉ 白粥,真没想象中那么好

白粥是什么? 90% 是水,剩下的主要就是糊化的淀粉。因此,粥的优势显而易见——容易消化。与此同时,它的劣势也很明显——过于容易消化。一碗白粥吃下去,会导致血糖快速上升,其实和直接喝糖水没有太大差别。

白粥营养单一,人体所需的其他营养成分,比如蛋白质、膳食纤维和维生素等含量很低。无论是成年人还是孩子,如果一段时间只喝白粥的话，就很容易出现营养不均衡。对糖尿病患者来说，白粥使血糖升高会让他们变得非常危险！

◉ 白粥，病患的最佳选择？

生病了喝点白粥，或者只能喝白粥，其实也是一个传统了。那么白粥是病患的最佳选择吗？

这要看生病的类型。比如常见的感冒发烧、跌打损伤等，身体在恢复过程中需要补充更多的蛋白质、多种维生素和矿物质等，就需要比平时更注重营养的摄入。而白粥恰恰是最缺乏营养的。

消化功能弱的患者，特别是手术后的患者，他们的消化功能减弱，的确需要选择易消化的食物。如果是流质饮食，不仅不能只喝白粥，还要特别注意在饮食中补充足够的钾和钠，果蔬汁、电解质饮料才是更加合适的选择。

病患如果开始恢复饮食，可以清淡一些，比如选择蒸鸡蛋、肉饼、牛奶、蔬菜泥等。这才是合理的进食方式，营养也更加均衡。

◉ 喝粥真的能养胃？

这也是个很典型的错误思想，喝粥是否养胃要区别来看。首先"养胃"这个概念要搞清楚，对不同的人群来说，"养胃"的需求是不同的。

对胃动力不足、身体虚弱的老人，手术后胃肠功能没有完全恢复的病人以及胃酸分泌不足的人来说，粥因为不需要过多咀嚼，还能促进胃酸分泌，对于减轻胃肠负担确实是有一定好处的。

但是对普通人来说，如果长期只喝粥，不吃其他主食，就不是什么好事了。这可能导致：

1. 消化功能减退

胃是一个需要经常"锻炼"的器官。如果长期以粥作为主食，那么胃的消化能力就会越来越差。

2. 损伤胃黏膜

粥在进入我们体内后很快就会排空，导致没有什么食物跟胃酸中和。长期将粥作为主食，反而容易损伤胃黏膜。

3. 血糖飙升

白粥含有丰富的碳水化合物，一般煮得较为软烂，淀粉糊化程度较高，很容易被消化吸收，因此血糖高的人群一定要避而远之。此外，烹饪方式也会影响到血糖生成指数。通常情况下，粥熬得越久、越烂、越浓稠，其血糖生成指数就越高。比如把大米做成米饭，血糖生成指数是83.2，可一旦做成白粥，血糖生成指数就高达102，直接超过了葡萄糖（葡萄糖血糖生成指数为100）。

因此，血糖水平不好，或者已经患有糖尿病的人，平时尽量少喝白粥。如果真的想喝，最好不要熬太久，也不要煮得太软烂、浓稠。

知识延伸　　　　　　尽量别喝这 2 种粥

1. 咸菜配白粥

咸菜配白粥是很多中国人都喜欢的传统搭配，殊不知咸菜由于在腌制时使用了高浓度的盐水或调味料，本身就是一种不健康的食物。为了中和咸味，粥的摄入量也在不知不觉中增多，难以控制，导致血压和血糖双双告急！

2. 太烫的粥

很多人都喜欢趁热喝粥，觉得那样才有"烟火气"，顺着碗边趁热吸溜着，烫嘴烫心，感觉真好！然而，早前国际癌症机构已经将 65 ℃以上的热饮列为 2A 类致癌物。过高的温度会使我们的食道与胃黏膜受刺激，很容易诱发炎症与损伤，久而久之，患食管癌的风险就会明显增加。

● 注意这几点，放心喝粥

煮粥材料搭配丰富点，营养才不至于过于单一，这类粥的典型代表就是八宝粥。八宝粥一般含有各类杂粮杂豆，有些地区还会适当加入一些胡萝卜丁、肉丁以及豆腐丁等，这样不仅保证了味道的鲜美，而且保证了营养的均衡。除大米粥之外，还可以选择加入燕麦、小米、糙米、红豆和绿豆等优质食材。也可以选择杂菜粥、海鲜粥和肉末粥等，它们各自都有不同的优点：杂菜粥能补充维生素与膳食纤维；海鲜粥不仅脂肪含量低，而且能补充优质蛋白；肉末粥能提供碳水化合物与优质蛋白质。

请记住，粥可不止有白粥一种。

参考资料：

〔1〕《喝粥养胃，但不宜长期喝！医生提醒→》，新浪财经网：https://finance.sina.com.cn/wm/2023-01-28/doc-imyctqsn0301400.shtml.

〔2〕 中国营养学会：《中国居民膳食营养素参考摄入量》，科学出版社，2014。

??? 螺蛳粉等臭味食物，吃了会对身体有害吗？

"这玩意这么臭，你怎么又在吃！"婆婆嘟囔着。

28岁的小林作为螺蛳粉爱好者，每个星期都要吃上好几顿螺蛳粉。开始，为了不影响家人，她都是躲在厨房里吃，但是家人还是提出了抗议。

"臭的东西不能吃！有那么多新鲜的好东西不吃，为什么就吃这臭的！这不是拿健康开玩笑么？"

说得多了，小林心里也开始犯起了嘀咕。她上网查了查，发现网上确实有不少类似的说法，这更是加剧了她内心的疑虑。

◉ 螺蛳粉为何有一股很浓的臭味？

螺蛳粉的臭味主要来自里面的酸笋。酸笋一般需要经过发酵制作。在发酵时，原料笋里的绝大多数蛋白质会被降解，并形成氨基酸释放。与此同时，大量糖类物质会因为微生物的作用而转化成有机酸。氨基酸、有机酸和糖等成分，会随着发酵而进一步发生反应，最终转化成醛、酸、醇和酯等，这里面有不少都是呈味物质，因此，酸笋最终的风味就与众不同。有些螺蛳粉还会添加螺肉，螺肉熬制的汤在凉了以后会有一股特别的腥味，这个腥味和酸笋的味道一混合，就更加难以表述了。不过这个气味并不会持续太久，在螺蛳粉煮熟了以后就会消失。

◉ 螺蛳粉的安全隐患

螺蛳粉的问题在于口味过重，里面含有大量的油和盐等调味品。长期的重油重盐饮食，可能会引发肥胖、高血压、心脑血管疾病等健康问题。此外，螺蛳粉里面的酸笋属于腌制食物，在经过细菌发酵后，很可能会产生亚硝酸盐。亚硝酸盐属于致癌物，长期摄入能增加患癌风险。

最后是细菌和寄生虫的问题。有些螺蛳粉的汤底是由螺蛳肉熬制而成的。螺蛳的生长环境决定了其身上可能携带有多种寄生虫和细菌，如果在烹饪时没有彻底煮熟，这些细菌和寄生虫就可能会危害人体健康。但是现在的螺蛳粉很多都是没有成形的螺蛳肉的，因为它在熬汤时已被煮烂，所以也就不用担心这个问题了。

◉ 臭味食物就是不健康的么？

"臭，其实就是浓过头的香。"说得直白点，就是香到极致就是臭，臭到极致就是香。有很多臭味在稀释以后就会变成香味，比如有科学家做过实验，将粪便里的吲哚分子用酒精稀释400~1 000倍以后，原本的味道就会变成茉莉花的香气。

臭，其实也是一种风味，只是这种风味比较特别罢了，有的人喜欢，有的人不喜欢，而是否喜欢臭味，也和每个人大脑里的一个"反应"开关有关。法国里昂大学的研究者曾做过类似的实验，他们用臭奶酪代替臭味食物，并用磁共振功能成像技术对被研究者进行观察。研究发现，不喜欢臭味的人在闻到臭奶酪时，大脑里与享乐动机相关的关键节点没有被激活，简单来说，就是这部分人对臭奶酪不感兴趣。相反地，对臭味感兴趣的人身上就没有这种现象。

臭味食物的臭，主要有两个来源：一个是发酵所导致的；还有一个是天生的。比如，螺蛳粉的臭就是发酵所导致的。除了螺蛳粉，臭豆腐的臭也是发酵而形成。臭豆腐一般是将正常的豆腐压干，然后将其浸泡在卤水中发酵，最终再制作而成。当然，不同地区的臭豆腐制作工艺也是不同的。比如，北京的臭豆腐，由豆腐发酵而来，只生吃凉吃，所以很多人喜欢将其称为"腐乳"；而长沙的臭豆腐，是用新鲜的豆腐加入臭卤等腌制后再油炸或蒸煮而成的。不管是哪种工艺，臭豆腐在制作时，大豆蛋白都会在含有微生物的卤水作用下分解出硫化物，卤水发酵时会产生吲哚分子。当这些物质挥发到空气里，臭味就产生了。

安徽名菜臭鳜鱼，其臭味也是发酵所致的。臭鳜鱼在制作时需要经过腌制，腌制时微生物会将部分蛋白质降解并形成氨基酸，发酵一周后，氨基酸含量达到最高。由于不少氨基酸自带鲜味，因此，臭鳜鱼吃起来很鲜美。与此同时，臭鳜鱼在腌制发酵时会产生各类风味物质和含硫化合物，这些东西混合在一起，最终形成了闻起来臭、吃起来香的臭鳜鱼。

至于天生自带臭味的，榴莲就是其中的典型代表。《自然遗传学》（Nature Genetics）曾刊登过相关研究。研究指出，榴莲有着能控制硫化物合成的相关基因，当榴莲成熟时这些基因就被激活，所以成熟的榴莲会散发出一股浓烈且刺鼻的气味。

因此，臭味食物要分开来看。臭，不代表不健康，关键要看你怎么吃！

参考资料：

［1］ 朱照华:《酸笋的营养成分检测及其主要风味物质的研究》，广西大学博士学位论文，2014。

［2］ 杨月欣:《中国食物成分表》（第6版），北京大学医学出版社，2019。

［3］ 林翔云:《调香术》，化学工业出版社，2013。

［4］ Jean-Pierre R., David M., Nicolas T., et al, "The Neural Bases of Disgust for Cheese: An fMRI Study" in *Frontiers in Human Neuroscience*, (2016)：511.

［5］ Emm Young, "How the Durian Got Its Sulfuric Stench," October 9,2017,http://www.nature. com/news/how-the-durian-got-its-sulfuric-stench-1.22785.

方便面是"垃圾食品"吗？

据世界方便面协会统计，中国是全世界方便面消费第一大国，2020 年的方便面销量为全球总销量的近四成，达到 400 多亿份。这就意味着，中国人均每年就要消费掉 28 份方便面。和方便面的受欢迎程度形成鲜明对比的，是有关方便面的传闻和负面新闻层出不穷。

◉ 方便面没营养、不健康？

方便面的面饼主要由精白面粉制作而成，经过油炸后的面饼含油量很高，再加上酱料包高油、高盐，所以我们完全可以用"油大、盐多"来形容油炸方便面。

面饼在经过油炸后，油脂含量会上升到 18%~24%，蛋白质含量也会明显下降到 8%~15%。本来含量就微乎其微的维生素和矿物质，也会在这个过程中损失不少。

但是，方便面并不是没营养，只是营养不全面。所有食物都是如此，不可能只吃一种食物就可获取人体所需的全部营养。生菜看上去很健康吧，但是如果只吃生菜，营养成分还不如吃方便面。如果只吃一种食物，没有什么食物可以和方便面媲美。灾区缺乏食物的时候，几乎大部分运送的就是方便面。不说保存的原因，从营养的角度来看，送方便面也远比送苹果好。

方便面作为一种能量食品，其本质和米饭、面条没什么差别。对处于成长期的孩子来说，方便面也可以作为其正常食物来源之一。

◎ 油炸就一定不健康？

油炸和非油炸只是使面饼干燥的工艺。方便面通过油炸来脱水，非油炸方便面采用热风、微波等方式干燥。营养素在这两种干燥方式中的损失差不多，所以油炸并没有损失更多营养素。

食用油本身含有单不饱和脂肪酸、多不饱和脂肪酸、亚油酸、亚麻酸等营养元素，适量食用可以补充人体所需的营养成分，增强身体抵抗力。

换句话说，如果不能吃油炸的方便面，岂不是连锅贴饺、油条、春卷、馓子、麻球等都不能吃了？

◎ 防腐剂不健康？

这是个最大的谣言，因为相比其他食物来说，方便面是最不需要添加防腐剂的！

方便面主要包括面饼、脱水蔬菜和酱料。面饼干燥高油，蔬菜脱水，酱料高盐，这些特性使得它天生就不怕腐败。唯独有些酱油、醋、食用油里面本身就含有防腐剂。因此，方便面企业从控制成本和保持美味的角度来看，真的没有必要去主动添加防腐剂。

◉ 泡面杯不健康？

要知道，不论是桶装方便面还是袋装方便面，包装容器中的纸、聚乙烯、聚丙烯、聚苯乙烯等材质，都具有无臭、无毒、无味、耐腐蚀的特点，是世界上常见的食品包装材料。

现在我们在超市买到的所有食物，基本上都是用这些材料来包装的，为什么到了方便面身上就不健康了呢？

◉ 盐太多不健康？

以一款常见方便面为例，其钠含量确实很高，达到了 2 300 mg，也就是 2.3 g。

我国居民膳食指南提倡每人每日食盐量应少于 6 g；有轻度高血压者，建议应控制在 4 g。也就是说，2 包方便面对普通人来说基本上可满足他一天的钠盐摄取量，而对于高血压患者就超标了。

方便面的盐确实太多了，除了面饼有钠，主要就在粉包里。不过，注意看粉包上的一行小字——"根据个人口味酌量添加"，不要告诉我，你每次都是一口气全放的。

盐是否超标，还是主要控制在自己的手上。

◉ 方便面食用诀窍

当然，如果想要更健康，以下几个小诀窍可以让你的方便面升级成美味又健康的食物。

1. 选择非油炸面饼

非油炸面饼脂肪含量要比油炸的少 10 g 左右。我们在购买时可以通过包装上的标识和营养成分来辨别。

2. 酱料包别全倒

虽然方便面的油盐含量高，但其 70% 都是存在于酱料包之中的。所以在泡面时，酱料包最好不要全部倒进去，倒一半进去即可。

3. 面汤要少喝

面汤含有大量嘌呤，尿酸高的人尽量不要喝。

4. 搭配其他食物

比如搭配一杯酸奶、牛奶或者凉拌蔬菜与水果等，这样能有效补充方便面缺乏的蛋白质、维生素和矿物质等。

总之，方便面并没有我们想象的那么恐怖和不健康，只是营养相对单一而已。大家在食用方便面时只要谨记诀窍，就可以吃得既放心，又健康。

参考资料：

［1］《世卫组织：十大垃圾食品子虚乌有》，新华网，http://www.xinhuanet.com/politics/2015-07/07/c_127992003.htm.

［2］ 姚凤宏、朱克瑞：《非油炸方便面的现状及发展趋势》，《粮食加工》2017 年第 5 期。

［3］ 中华人民共和国国家卫生和计划生育委员会：《中华人民共和国国家标准：食品安全国家标准　方便面》（ GB 17400-2015 ）。

［4］ 陆刚：《聚乙烯塑料性能特点及其注塑工艺详解》，《塑料包装》2017 年第 27 卷第 6 期。

不吃晚餐能减肥吗?

"妈，你怎么又做了这么多菜？我都说了晚餐不吃了！"

婷婷在外企上班，早、午餐都在公司吃，只有晚餐在家吃。婆婆看她平时很辛苦，所以每天的晚饭总是做得很丰盛，想让儿媳补补。

最终，婷婷坚持了自己的意愿，连续半年不吃晚饭来减肥。可半年后的情况却让人震惊：婷婷不仅没有如愿减肥成功，体重反而比之前还上升了一些！反倒正常吃晚饭的老公，体重却有所下降。

这让人非常不解。不吃晚餐到底是好还是坏呢？

一顿不吃，效果显著！

如果你一顿两顿不吃晚餐，体重可能会有非常明显的变化。一顿不吃效果就这么明显，这种诱惑力让现代社会的减肥人群无法抵抗。

其实，偶尔一两顿不吃晚餐减掉的压根不是体重，而是水分，因此体重很容易反弹。只要恢复食量，体重也会立刻恢复。

那么，长期不吃晚餐，是否就能一劳永逸，实现减肥的目标？

对于这个问题，南方医科大学的研究团队给出了答案。研究团队找到了 139 名肥胖人士，这些人的身体质量指数（BMI）在 28~45 之间，并对他们进行了长达一年的试验观察。

受试者被分成两个组，其中 A 组是"不吃晚饭组"，他们只能在每天 8 点到 16 点之间吃东西，并限制整体热量；B 组叫"均匀少吃组"，他们随时能吃，但需要控制整体热量。最终结果是，不吃晚饭的 A 组受试者确实有一定的减肥效果，但从整个过程来看，减肥效果和均匀少吃的 B 组受试者没有太大差异。

更重要的是，想要通过不吃晚餐来减肥很难坚持。哪怕受试者有专业人员辅导和监督，但在这个试验中，依然有 15% 的受试者在中途退出。

◉ 长期不吃晚餐，为何会长胖？

这个问题看似匪夷所思，实则很好理解。

日本大阪大学刊登于瑞士权威期刊《营养素》（*Nutrients*）的一项研究指出，长期不吃晚餐会加速变胖。这是因为，如果长期不吃晚餐，体内的激素水平就会跟着变化，使人体更加渴望食物，等到吃下一顿饭时，食欲就会大增，使人在不知不觉间吃掉更多。

此外，我们人体有着十分复杂但又很智能的自我调控识别系统。所谓"自我调控识别"，意思是当人体长期处于能量不足时，人体为了保持体力，就会自动加强对早、午餐的吸收效率，同时还会自动降低基础代谢率。

这时，虽然我们吃的食物变少了，但身体所消耗的热量也减少了。更重要的是，在此期间人体会将食物所提供的能量转化为脂肪，并慢慢储存下来。因此，哪怕你长期不吃晚餐，可还是没能瘦下去，反而还胖了。

◎ 长期不吃晚餐，有什么副作用？

1. 睡眠质量更差

长期不吃晚餐，夜间会出现低血糖。身体为了调节血糖，会分泌包括皮质醇在内的多种血糖调节物质。这些物质除了调节血糖之外，还会让人变得兴奋和焦虑不安，以及让人出现入睡困难或者失眠多梦等问题。除此之外，夜间饥饿导致睡眠途中醒来，会让人第二天精神变得萎靡。

2. 胃肠功能受损

不吃晚餐，就意味着我们从当天中午进食后，直到第二天早上才会进食，中间间隔了15~18个小时。长时间处于空腹状态，这就导致胃酸分泌和胆汁可能反流，并腐蚀胃黏膜，久而久之，会引起消化性溃疡和胆结石等。

3. 免疫系统紊乱

长期不吃晚餐，能量不足，这时人体会由自行调节代谢变成低基础代谢，综合抵抗力减弱，最终出现免疫系统紊乱的情况。

◎ 一日三餐，哪一餐可以省？

既然不吃晚餐危害多，那么想要减肥的人群可能会问了："能不能不吃其他餐，比如早餐或午餐？"

其实早餐、午餐和晚餐，并不是人类与生俱来的，是人类在几千年的进化中逐渐形成的生活习惯。如果打破这个生活习惯，反而会带来许多问题。

一项涉及2.4万人的前瞻性研究在2022年发表。该研究指出，不吃早餐的人，相比于每天正常吃早餐的人，全因死亡风险增加11%，心血管病死亡风险增加40%；不吃午餐的人，全因死亡风险则更高，增加12%，心血管病死亡风险比不吃早餐低，增加15%；不吃晚餐的全因死亡风险最高，增加16%，心血管病死亡风险增加19%。也就是说，一日三餐每一餐都不可缺少，一旦长期缺少某一餐，都可能会影响寿命。

◉ 晚餐到底怎么吃才更健康？

许多研究关注饮食习惯和健康的关系，特别是近期一项包含了1 205例乳腺癌与621例前列腺癌患者的研究，被发表在《国际癌症杂志》（*International Journal of Cancer*）上。该研究指出，每天21点前吃完饭，患乳腺癌和前列腺癌的综合风险约下降25%；如果晚餐与睡眠间隔时间大于2小时，综合癌症风险可降低24%。

我们可从以下4个方面来看看如何正确吃晚餐。

1. 时间

正常情况下，我们饭后往往需要两三个小时的时间来消化，因此晚餐千万不要吃得太晚，更不要这边刚吃完没一会儿就去睡觉。食物还没消化完就去睡觉，不但影响睡眠质量，还可能增加肠胃负担，长此以往我们就会出现肥胖或多种慢性病等问题。

2. 食量

很多人喜欢在晚餐时喝点酒，或者出去下个馆子，一不小心就吃多了；有些人哪怕已经吃饱了，却还是习惯再吃两口，边吃边聊，又或者是担心食物浪费，硬着头皮把它吃光。这些做法是不推荐的。晚餐不宜过饱，一般达到七分饱即可，因为如果吃得太饱，晚餐后运动量又相对较小，肠胃负担就会大大增加。

3. 食物

晚餐尽量以清淡易消化的食物为主，保证少油少盐，不要吃得太油腻，更不要吃刺激性食物，可以适当吃一些豆腐等含钙量丰富的食物。晚餐是个"查缺补漏"的机会，看看白天的饮食中缺少了哪些营养，在晚餐时尽量把缺少的营养给补回来。比如白天没有机会吃蔬菜，晚上就多吃一点蔬菜。

4. 运动

常言道："饭后走一走，活到九十九。"这句话是有一定道理的。因为只有晚餐充分消化了，才能最大限度降低对睡眠的影响。饭后可以散步 20~30 分钟，一方面能辅助消化、控制血糖，另一方面还能防止剧烈运动带来的各种风险。

参考资料：

［1］ Liu Deying, Yan Huang, Chen Sihan, et al, "Calorie Restriction with or without Time-Restricted Eating in Weight Loss," *The New England Journal of Medicine* 386, No.16 (2022): 1495-1504.

［2］ Tang Jingyun, Dong Jiayi, Eshak Enab S., et al:"Supper Timing and Cardiovascular Mortality: The Japan Collaborative Cohort Study," *Nutrients* 13(Sep 27,2021):3389.

［3］ Sun Yangbo, Rong Shuang, Liu Buyun,et al, "Meal Skipping and Shorter Meal Intervals Are Associated with Increased Risk of All-Cause and Cardiovascular Disease Mortality among US Adults," *Journal of the Academy of Nutrition and Dietetics*123, No.3(Mar, 2023):417-426.

［4］ Anna Palomar-Cros, Bernard Srour, Valentina A. Andreeva,er al, "Associations of meal timing, number of eating occasions and night-time fasting duration with incidence of type 2 diabetes in the NutriNet-Santé cohort," *International Journal of Epidemiol*(Jun. 16, 2023):dyad081.

［5］ Manolis Kogevinas, Ana Espinosa, Adela Castello, et al, "Effect of mistimed eating patterns on breast and prostale cancer risk(MCC-Spain Study)," *International Journal of Cancer* 143, No.10(Jul,17,2018):2380-2389.

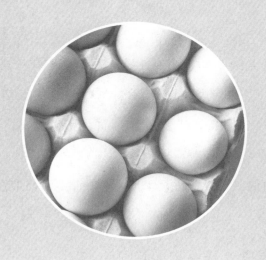

肉蛋奶篇

猪肉是癌症的催化剂吗？

沈大娘一家无肉不欢，几乎每顿饭都要吃肉。邻居看着沈大娘手上提着满满当当的猪肉，意味深长地劝她少吃点猪肉："现在的猪肉可不比从前了，很多都打了激素，而且猪肉还属于致癌物，吃多了会得癌症。"

听完邻居的话，沈大娘很为难，不知道以后到底还能不能吃猪肉了。

◉ 猪肉是致癌物？还能放心吃吗？

2022 年 2 月，国家癌症中心发布的我国最新癌症报告显示，我国新发癌症约 406.4 万例，死亡约 241.35 万例。与触目惊心的癌症数据形成鲜明对比的，是我国惊人的猪肉消耗量。农业农村部于 2019 年发布的一项数据显示，我国每年至少要吃掉 6 亿头猪，人均猪肉消费高达 32 kg/ 年。要知道，在居民膳食指南中，推荐的量是 14.5~27.3 kg/ 年。

越来越高发的癌症、超高的人均猪肉消耗量，再加上猪肉是红肉，人们开始将癌症根源指向猪肉。猪肉真的会致癌吗？

红肉，指的是猪、牛、羊等颜色鲜红的肉。2015年，国际癌症研究机构将红肉列为2A类致癌物。所谓2A类致癌物，指的是它"对人类可能致癌但证据有限，但是在动物实验中致癌证据充足"。之所以得出这个结论，是因为红肉里的脂肪较多，饱和脂肪酸含量更多，并且不少流行病学调查和动物实验都证实，包括乳腺癌和前列腺癌等在内的癌症，红肉确实要负一定责任。

由国家癌症中心发布的《中国结直肠癌筛查与早诊早治指南》就明确指出，红肉和加工肉类摄入是肠癌的危险因素。

虽然听着蛮吓人的，但我们也不能因噎废食，彻底不吃猪肉。首先，红肉只是"可能有致癌性"，并不是说一定会致癌，癌症的发生很少由某一种独立的因素引起，往往是多种因素共同作用的结果，比如环境、遗传、不良的生活习惯与饮食习惯等。根据中国营养学会的推荐，成年人每天吃动物性食物的量应该控制在鱼虾类50~100 g、畜禽肉类50~75 g。只要控制在这个范围内，是完全没有问题的。

◎ 猪身上的3个部位，最好别吃

1. 花子肉

花子肉指的是猪的淋巴结。淋巴结遍布猪的全身，一般呈淡黄色或灰白色，像一个个疙瘩。一旦猪出现了病变，其淋巴结就是病变转移最多的地方，可能会有大量的毒素，人食用后会影响身体健康。因此，买回来的猪肉要是看到有类似的肉疙瘩，就尽量扔掉不要吃。

这种肉最常见的地方就是在肉馅里。一些不良商家用花子肉制作成肉馅，最后再做成包子售卖，这种报道过去屡见不鲜。如果真的需要在外面买肉馅，尽量选择正规商家，食用时要是发现肉馅黏度和正常口感不一样，就要警惕了。

2. 小腰子

小腰子和猪腰子不同：猪腰子指的是猪的肾脏，而小腰子指的是猪肾脏前上方的肾上腺。肾上腺是猪的内分泌腺，不完全烧熟食用后可引起急性中毒，临床表现可能为头晕、头胀、恶心、心慌、心悸、全身无力、胃疼，并伴有腹泻症状。

3. 栗子肉

这里指的是猪的甲状腺，一般位于气管喉头的前下部。甲状腺同样也是猪的内分泌腺。由于甲状腺中的甲状腺素稳定、耐热，所以一般的蒸煮几乎很难破坏它。一旦过量摄入甲状腺素，就会干扰人体的内分泌，进而影响代谢。食用者可能会出现恶心、呕吐或神经中毒等症状。

此外，需要提醒一下，大家平时使用的饺子馅或包子馅最好自己制作，因为谁也不知道这些肉在被制作成馅时是什么样子的。

◎ 如何选购健康的猪肉？

1. 看颜色

正常的猪肌肉颜色应该是鲜红、深红的，且有一定光泽，脂肪是乳白色或粉白色的。要是发现猪肉表面呈暗红色或者没有什么光泽，说明这个猪肉不够新鲜。

2. 闻气味

正常的猪肉气味应该有一股鲜肉味或淡淡的油脂味，在煮沸后汤汁颜色是澄清透明的，脂肪团聚在液面，有猪肉的香气散发出来。有问题的猪肉闻起来则有一股异味，可能是血腥味，也可能是腐臭味或其他异味，煮沸后的肉汤也是浑浊的。

3. 看表皮

有问题的猪肉表皮可能会出现紫色斑点或大片暗红色斑点，有些还会有包块或疹块。正常的猪肉表皮颜色应该是一致的，几乎看不到斑点或瘀痕。

4. 看手感

健康猪肉的手感应该是油腻、湿润的。有问题的猪肉一般会滋生很多微生物，微生物大量繁殖后，猪肉表皮就会出现发黏的情况，切面甚至可能有豆腐渣状异物。

5. 看弹性

正常的猪肉应该是有一定弹性的。我们在用手指按压猪肉后，凹陷的部位会在短时间内恢复。有问题的猪肉几乎没有什么弹性，按压后也很难恢复，有些还可能因为按压而渗出暗红色液体。

最后总结一下，只要控制住量，猪肉还是能吃的。猪身上不能吃的部位最好别吃。猪脖子在购买时要谨慎。猪肝、猪大肠在食用时要彻底煮熟。购买猪肉时，防止买到病死猪肉，一定要学会分辨。

参考资料：

［1］ 国家癌症中心:《2022 年全国癌症报告》。

［2］ 中国食品药品检定研究院安全评价研究所:《世界卫生组织国际癌症研究机构致癌物清单》，2017。

［3］ 国家癌症中心中国结直肠癌筛查与早诊早治指南制定专家组:《中国结直肠癌筛查与早诊早治指南》，2020。

［4］ Xia Changfa, Dong Xuesi, Li He, et al:"Cancer statistics in China and United States, 2022: profiles, trends, and determinants," *Chinese Medical Journal*（Feb 9, 2022）。

［5］ 中国营养学会:《中国居民膳食指南 2022》，人民卫生出版社，2022。

［6］《"三腺肉"流向早餐店做云吞馅，博罗一企业被曝光，最新回应》，南方都市报，2023-12-17，http://baijiahao.baidu.com/s?id=1785506358721231656&wfr=spider&for=pc.

生吃的刺身安全吗？

刘先生是一个美食家，比任何人都重视吃的问题，各种生猛海鲜顿顿不离，各种价格高昂的进口刺身是他的最爱。

最近，他感觉到肚子不舒服，起初没当回事，后来疼痛感越来越强烈，他不得不来到医院做检查。伴随着胃肠镜的进行，整个科室的医生都被吸引过去。只见显示器上光滑的结肠部位突然出现了一截白色的布条状物体，正紧紧趴在粉色的肠壁上，伴随着镜头的推进，这个物体却一直看不到头；几分钟后，这个物体居然蠕动了一下。大家惊讶地发现：它居然是活的！

见多识广的医生马上有了判断，这很可能是一条活的寄生虫，而且是绦虫。这条虫子被取出来后，大家这才发现，虫子实在太长了——有足足 60 cm！

伴随着胃肠镜的结束，医生从刘先生口中得知了他感染绦虫的真相：原来和他平时喜欢吃生鱼片、醉河虾有关！

● 一口美味过，全是危机

三文鱼等刺身现在受到很多人欢迎。人们将新鲜食材切片后，配上蘸料就可以吃了，看着味道鲜美，实则暗藏危机。传统意义上的刺身，原材料应该是三文鱼等海鱼，但这些鱼一般生活在深海之中，由于价格昂贵，国内很多商家会选择普通的淡水鱼来"偷梁换柱"。淡水鱼感染寄生虫的可能性非常大，因此我们平时接触到的淡水鱼、曾经在淡水和半咸水中生活过的海鱼都不能生吃，其中就包括洄游的野生三文鱼。

几乎所有的野生三文鱼都寄生了异尖线虫，还有部分寄生了裂头绦虫。因此，只有完全生活在海里的海鱼才能被用作刺身。哪怕是看起来很安全的海鱼，也可能存在各类寄生虫。比如棘颚口线虫和异尖线吸虫，就是典型的嗜盐寄生虫。

华支睾吸虫，又被称为"肝吸虫"，在半熟的烤鱼、生拌鱼丝、鱼生粥以及淡水鱼的生鱼片中都有可能出现。肝吸虫的中间宿主有很多，如鲤鱼、草鱼、大头鱼和鳊鱼等 68 种。肝吸虫的可怕之处在于它一旦进入人体就会长期存活，甚至可以存活 20~30 年。它会在我们的肝内胆小管中寄栖，损害肝脏。可怕的是，肝吸虫感染初期，人可能没有什么明显症状；慢慢地，会出现腹痛、腹泻、消化不良、营养不良、疲倦和肝区隐痛、肿大等问题；晚期时可出现肝硬化与肝腹水，并发胆囊炎、胆管炎、胆管阻塞等，严重时可引发肝癌。因此，国际癌症研究机构将肝吸虫列为 1 类致癌物。

◉ 这些"美食"也要注意，很危险！

1. 肺吸虫：醉虾、醉蟹

醉虾、醉蟹在本质上还是生吃。虾蟹中最容易寄生的就是肺吸虫囊蚴。

肺吸虫主要分为虫卵期、毛蚴、囊蚴、成虫这几个阶段。囊蚴其实就是肺吸虫的青少年期，这时的肺吸虫会侵入淡水虾蟹与蝲蛄中。

人一旦食用了没有彻底煮熟或者生的淡水虾蟹、蝲蛄以及半熟的被囊蚴寄生的野生动物肉，或者生喝了被囊蚴污染的溪水后，囊蚴就会进入人体，在胃部或十二指肠里破裂，并损害和寄生在脑部、脊髓、胃肠道或者皮下组织，严重时会使人得到不可逆的后遗症。

被肺吸虫感染后，患者一般会出现低热、咳嗽、血痰、乏力、盗汗、腹痛、腹泻、荨麻疹和食欲减退等症状。

2. 姜片虫：荸荠、菱角

水生植物也是寄生虫的重灾区，其中最有名的就是姜片虫。姜片虫的主要传染媒介是各类水生植物的茎和果实，在我们常吃的菱角、荸荠、茭白和莲藕中都有姜片虫的身影。

姜片虫感染潜伏期为 1~3 个月，症状轻者可能没有任何不适，严重者会出现恶心呕吐、腹痛腹泻等症状，以及肠黏膜坏死、脱落和炎症。

3. 弓形虫：肥牛、肥羊

很多人吃火锅时习惯吃点肥牛、肥羊，并且总觉得肥牛、肥羊不能烫太久，不然就会不好吃。

殊不知，牛羊肉是弓形虫幼虫的最爱。羊感染弓形虫的概率为61.4%，牛是 13.2%。另外，牛羊肉中还可能寄生着包虫、绦虫和旋毛虫等。

人在感染弓形虫后，可能会出现发热、淋巴结肿大、头痛和肌肉关节疼痛等症状。孕妇后果更严重，可能会造成流产、早产和胎儿畸形等。

4. 牛带绦虫：牛排

如果你吃牛排喜欢五分熟，甚至三分熟，那你可要注意了，你被牛带绦虫盯上的概率很高。因为牛的身上有不少人畜共生的寄生虫和病菌，其中牛带绦虫就是以人为其唯一终宿主。

知识延伸　　如何判断有没有被寄生虫感染？

肠道寄生虫感染： 主要表现为腹部不适、隐痛、食欲差和营养不良。

皮下寄生虫感染： 一般以肌肉酸痛和皮下出现结节为主。

肝脏和肺脏寄生虫感染： 患者很可能会出现发烧，且抽血后可见血象变化。

全身寄生虫感染： 很大概率会发烧。

所以为了健康，我们应该这样做：

①不吃生的或者没有煮熟的淡水鱼虾，要彻底煮熟才能吃，尽量保证至少煮沸 5 分钟以上。

②生熟食品的用具要分开，比如切生熟食品用到的刀和砧板要分开，不要混用，盛过生肉的各种器具要洗刷干净。

③勤洗手！勤洗手！勤洗手！重要的事情讲三遍。

④不要喝自来水、河水和没有煮沸的井水，这些水中可能含有多种寄生虫。

⑤不要用生的鱼鳞、鱼内脏和生肉喂食家里养的宠物，洗过生肉或者水产品的水也不要拿去喂食家里养的宠物。

⑥去正规场所购买有食品安全认证标志的食物，野味尽量少吃或者不吃。

参考资料：

［1］《头皮发麻！男子体内竟掏出 60 cm 活虫》,《新闻晨报》2023 年 8 月 21 日。

［2］ 李雍龙：《人体寄生虫学》，人民卫生出版社，1979。

要想生活过得好，一天一顿小烧烤，可以吗？

"没有什么问题是一顿烧烤解决不了的，如果有，那就两顿。"喝着啤酒、撸着串，一天的疲惫被一扫而光。烧烤已经成为许多年轻人的精神慰藉。但是从健康的角度来看，烧烤的确存在许多隐患。

◉ 越好吃的烧烤，越危险！

家用烧烤，不好吃的原因就是使用电炉，而炭烤才是香味的灵魂，尤其是那种用木炭烤出来的烧烤，才算得上真正意义上的烧烤。炭烤烧烤之所以这么诱人，是因为烧烤时烟雾会附着在食材的表面，给食材带来大量挥发性风味化合物，而这些物质就是让我们闻着就不想走的真正原因。可如果用电炉去烤食物，在烤的过程中就没有了木炭和水，也就生成不了烟雾，我们不管是看着还是闻起来，都会觉得没有食欲。

但是，用木炭烤出来的食材在诱人好吃的同时，也带来了致癌的风险。而其致癌的根本原因，跟以下 3 种物质有关。

1. 苯并芘

苯并芘的大名很多人都听过，作为 1 类致癌物，它是被明确证实对人体有致癌作用的。有研究显示，苯并芘和肺癌、胃癌、皮肤癌以及消化道癌等多种癌症有关。与此同时，苯并芘还有着可怕的致畸性和致突变性。

烧烤中为何会有苯并芘？道理很简单，就是当肉类在经过高温烧烤时，肉里面的油脂会随着高温滴落到火里面并产生烟，产生烟的同时还会产生苯并芘。

研究显示，烧烤时的温度越高、烟雾越多、食物距离火源越近，那么食物上所附着的苯并芘可能就越多。

2. 杂环胺

杂环胺同样是高危的致癌物，其致癌性一般作用于血管、肠道、肝脏、淋巴组织、皮肤以及口腔等，几乎涵盖了人体的方方面面。

与此同时，杂环胺有着很强的致突变性，其中就包含基因突变、染色体畸变、DNA 断裂以及癌基因活化等。

杂环胺的产生也很简单，就是高温形成热反应的同时，也会导致肉里面的氨基酸与葡萄糖等产生反应，杂环胺就是在这种情况下诞生的。

3. 亚硝胺

亚硝胺也是很常见的致癌物。有些商家为了让烧烤口感更好，会在烧烤前对食材进行腌制。一旦腌制时间过长，或者放的盐过多，就可能产生亚硝胺。

◉ 除了致癌，烧烤的这些问题也需要重视

1. 卫生问题

这个问题比较突出，因为现实中很多烧烤店都是以小摊子的形

式出现的，人们往往觉得路边摊才有烧烤的烟火气。殊不知食材露天放置，很容易被微生物污染。

2. 保鲜问题

烧烤旺季一般是夏天，夏天气温较高，本身就容易滋生细菌。一旦烧烤店操作不规范，食材就很容易变质或出问题。

3. 原材料问题

长期以来，对各种烧烤店或者路边摊的监管其实很有限，这就导致它们的食材，尤其是牛羊肉很多都无法完全符合卫生标准。再加上有部分黑心老板为了利益，拿其他肉充当猪肉，把边角料拿回去私自加工等，我们无法判断这些食材是否符合卫生标准。

◎ 用空气炸锅有风险？

空气炸锅这几年很火，它的原理主要是利用空气替代原本煎锅里的热油，让食物变熟，同时热空气还吹走了食物表层的水分，使食材达到近似油炸的效果。但空气炸锅也传出了会致癌的负面新闻，因为其在工作时会产生一种叫丙烯酰胺的物质，它会损害人体神经系统。

丙烯酰胺的产生主要是食物由于受热不均而烤煳，这个问题会出现在劣质的空气炸锅中。空气炸锅恰恰是为了减少用油和使食物均匀受热而诞生的。《食品科学》杂志上曾刊登过一篇研究。研究指出，与油炸相比，使用空气炸锅可使丙烯酰胺含量大大降低，降幅高达90%。所以，我们要选择质量合格的空气炸锅，这对我们的健康有好处。

◉ 电烤箱安全吗？

可能有人就会说了，既然用明火烧烤会致癌，那用电烤箱就安全了吧？

现在电烤箱很普及，几乎家家必备。致癌物的产生是有一定先决条件的，高温是其中一个很重要的因素。和用明火烧烤不同，电烤箱的好处在于食物不会和热源直接接触，因此不会产生油烟，并且现在的电烤箱基本都能控制温度，且受热均匀，不会导致食物局部温度过高。

所以，在用电烤箱烤肉类时，只要温度控制在 180 ℃以下，且时间合适，随时观察并调整温度，避免食物表面被烤焦或者烤煳，就不用过于担心致癌物的影响。

◉ 如何降低烧烤的危害？

如果你想解馋，又想降低烧烤对健康的危害，那么不妨看看以下办法。

1. 烤前将食材腌一下

这里说的不是用盐腌制，而是将肉类食材用大蒜汁、柠檬汁、迷迭香或者桂皮粉等富含抗氧化物质的调味料来腌制。有研究显示，这样可以减少致癌物的产生。

2. 烤焦的部分记得去掉

有些人很喜欢吃烤焦的部分，这个万万要不得，因为烤焦后的食物致癌物含量往往更高。所以吃烧烤时，尽量将烤焦的部分给去掉。

3. 给食材包裹一下再烤

烧烤时，可以用锡纸或荷叶等将食材包裹住然后再烤，因为这样就能将散失的水分留在"外衣"和肉之间，并形成一层充满热蒸气的空隙，让食物产生边蒸边烤的效果，温度也就不会上升那么快，避免过多的致癌物烟雾进入到食材中。

参考资料：

［1］ 李彤彤：《烤肉香味的秘密：美拉德反应》，《食品与健康》2018 年第 4 期。

［2］ 谭顺中、程燕、阳文武等：《烤肉中多环芳烃的污染情况和健康风险评价》，《食品工业科技》2019 年第 9 期。

［3］ 柯为：《关注丙烯酰胺的致癌性研究》，《生物工程学报》2003 年第 3 期。

［4］ 王思露：《揭秘空气炸锅的"致癌"真相》，《食品与健康》2020 年。

［5］ 程景民：《舌尖上的安全 4》，人民卫生出版社，2018。

腌制食品是解馋的下饭菜，还是公认的致癌物？

老王在家里的 5 个兄弟中，排行老三。最近，他在医院做胃镜检查后被确诊胃癌。

令人惊讶的是，三四年前，老王的大哥和二哥也先后因为胃癌去世。再加上现在老王也被确诊胃癌，这就意味着 5 兄弟中有 3 人都患有胃癌。

医生预感到问题可能有点严重，于是建议老王的两个弟弟也去做检查。结果这一检查不得了，老王最小的弟弟也被查出了胃癌。

虽说胃癌的高危因素之一是遗传，但这种无差别的"遗传"实属罕见。医生也百思不得其解，5 个兄弟中 4 人都患有胃癌，这个概率确实太高了，直到后来仔细询问了这几兄弟的生活方式，谜团才得以解开。

原来老王一家自小就生活在山区，在食物匮乏的年代，基本上都是吃腌菜。这些年虽然条件好转了，但酸菜、豆腐乳、腊肉、香肠和咸鱼这些高盐的腌制食品，依然是他们一家饮食的重要组成部分。

癌症的发生往往是多种因素共同作用的结果，其中包括外因和内因。内因一般指遗传、免疫和内分泌等我们无法控制的因素，外因则指生活习惯和饮食习惯，其中最重要的就是饮食习惯。

◉ 致癌物的分级

国际癌症研究机构将生活中的致癌物划分为 4 个等级：

1.1 类致癌物

1 类致癌物指已经明确具有致癌作用的物质，如石棉、烟草、甲醛等。这些物质已经被广泛研究，证实了它们能使人体致癌。因此，接触这些物质时必须特别小心，尽量避免接触或减少暴露时间。但是在很多食物中都能发现它们的身影，比如香烟中的尼古丁、烧烤中的苯并芘等都属于 1 类致癌物。它们会悄悄藏在各种看似美味又营养的食物中，先俘获你的味蕾，然后再通过食物"溜进"你的身体，最后对你的身体展开一场毫不留情的"屠杀"。

2.2A 类致癌物

2A 类致癌物指很可能致癌的物质。这些物质的致癌证据尚不充分，但有较强的研究支持，如甲醇、甲基硫醇等。尽管相关研究仍在进行中，但已有部分证据表明这些物质可能对人体有致癌风险。因此，在使用或接触这些物质时应谨慎，并采取适当的防护措施。

3.2B 类致癌物

2B 类致癌物指可能致癌的物质。这些物质的致癌证据相对较弱，但仍存在一定的致癌风险，如氟、丙烯酸等。对于这些物质，尚不确定其具体的致癌机制或效应，但研究结果表明它们可能对人体产生潜在的致癌作用。因此，在接触或使用这些物质时，应采取适当的防护和预防措施。

4.3 类致癌物

3 类致癌物指尚无法确定是否具有致癌作用的物质。这些物质的致癌证据还不足以支持其具有致癌作用，需要进一步研究，如乙醇、硅酸钠等。对于这些物质，目前尚不能确定它们是否会对人体产生致癌风险。因此，需要进行进一步的研究和评估以确定它们的安全性和潜在风险。

◉ 腌制食品，好吃又致癌

根据 2017 年原国家食品药品监督管理总局公布的《世界卫生组织国际癌症研究机构致癌物清单》，腌制蔬菜属于 2B 类致癌物。

看到 2B 类致癌物，可能很多人都觉得腌制食品还没那么恐怖，毕竟"致癌证据不足"。事实上，这么想太天真了。

细心的人可能发现了，上面说到的是腌制蔬菜，而腌制食品和腌制蔬菜完全是两个概念。我们常说的腌制食品往往指的是咸鱼、腊肉、熏肉、腌牛肉等。而咸鱼、腊肉、腌牛肉、热狗、火腿和肉罐头等都属于加工肉。所谓加工肉，指的是经过盐腌、风干、发酵、烟熏或其他处理，用以提升口感或延长保存时间的任何肉类。

国际癌症研究中心通过流行病学研究发现，每天食用 50 g 加工肉会增加 18% 罹患结直肠癌的概率。所以，2015 年世界卫生组织将加工肉类列为 1 类致癌物。

为什么以腌制食品为代表的加工肉会致癌？这里就不得不提到亚硝酸盐。

平时我们在家烹饪的肉，放一两天就会变味或变质，加工肉的保质期却长达 3~12 个月。其实这是因为加工肉制品添加了防腐剂——亚硝酸盐。

亚硝酸盐的前身是硝酸盐，硝酸盐作为一种无机盐，广泛存在于自然界中，比如我们日常所吃的蔬菜和水源都含有硝酸盐。硝酸盐在还原菌的作用下会被还原成亚硝酸盐，在高温蒸煮以及长期的有氧环境下，硝酸盐也会转化成亚硝酸盐。

亚硝酸盐本身是没有致癌性的，也是被允许在食品中存在的防腐剂，分量只要控制在国家标准范围内是没有中毒风险的。

既然亚硝酸盐不致癌，那怎么又和癌症扯上关系呢？

坏就坏在亚硝酸盐在进入我们的胃里后，会遇到蛋白质的分解产物胺类，而胃里面的酸性环境会促使亚硝酸盐和胺类物质发生反应，这时亚硝酸盐就会转变成亚硝胺。这个亚硝胺是有致癌性的。诸多证据表明，亚硝胺有着很强的毒性，容易增加胃癌、肝癌、肠癌、食道癌等多种癌症的患病概率。

知识延伸

1 类致癌物——咸鱼

这里的咸鱼指的是"中式咸鱼",是很多人都爱吃的一个食物。

咸鱼在制作时一般需要经过高盐度腌制、暴晒脱水的加工过程,因此咸鱼会产生大量亚硝酸盐。

因此,早在 2012 年,国际癌症研究机构就已经将中式咸鱼列 1 类致癌物名单。而由世界卫生组织和联合国粮食农业组织联合专家发布的《膳食、营养与慢性病防治》报告中则指出,中式咸鱼可致癌,常吃可增加罹患鼻咽癌的风险。

是不是只要吃了咸鱼就会得癌症?

肯定不是这样子的,因为"增加患癌风险"不等于吃了就会得癌症。虽然咸鱼会致癌,但癌症的发生是多种因素共同作用的结果,并且也和个人体质、食用的数量有关。如果控制好食用量,注重食用方式,那么吃进去的这些有害物质也是能被我们的身体代谢掉的,还是相对安全的。

◉ **这样吃可降低伤害**

1. 留意腌制时间

多数情况下,食物在腌制的第 7~15 天里,亚硝酸盐的产量和合成量都是最高的。等到第 21 天以后,亚硝酸盐的产量与合成量就会明显降低,因此腌制食品在腌制 21 天以后再食用会相对安全。

2. 注意补充维生素 C

如果真的想吃,并且已经吃了不少腌制食品,那就尽量多补充一些维生素 C，比如吃点西红柿和胡萝卜等富含维生素 C 的食物。因为亚硝酸盐氧化性强，抗氧化性强的维生素 C 可以有效阻断亚硝胺的形成，尽量避免身体吸收致癌物。

3. 控制食用量

腌制食品好吃归好吃，但绝对不能贪吃。成年人每次的食用量应该控制在 150 g 以内，最好控制在 50 g 左右。切记不要连续食用，每周食用次数尽量不要超过 3 次。

4. 替代部分烹调用盐

我们在食用腌制食品时，可以适当减少烹调用盐的量，或者在烹饪过程中用腌菜去替代烹调用盐，尽量减少盐分的摄入。

腌制食品虽然好吃，但一定不能多吃。只要掌握合适的方法，就可以吃得放心、吃得开心。

参考资料：

［1］《5 兄弟 4 人得胃癌，竟都因为这一可怕的饮食，都是一级致癌物》，https://baijiahao.baidu.com/s?id=16264929903113070000&wfr=spider&for=pc.

［2］ 国家食品药品监督管理局：《世界卫生组织国际癌症研究机构致癌物清单》，2017。

［3］ 邵利君、郇延军、甘春生等：《热处理对腌制肉糜制品中亚硝酸盐及亚硝胺变化的影响因素分析》，《食品与发酵工业》2010 年第 6 期。

［4］ 刘登勇、魏法山、高娜：《红肉，加工肉摄入与人类健康关系的研究进展》，《肉类研究》2015 年第 12 期。

每天一个鸡蛋，有益还是有害？

"以后再也不吃鸡蛋了，没想到鸡蛋的危害这么大！"刘阿姨边说边准备将家里的鸡蛋拿到楼下去扔掉。

原来，刘阿姨在小区群里听邻居说，现在很多鸡蛋都是用激素制作成的，有毒还致癌。另一个邻居更是转发了一篇文章，文章说鸡蛋就是"心血管杀手"，每天吃一个水煮蛋会损害心血管健康。

好好的鸡蛋，怎么说不能吃就不吃了呢？明明吃了这么多年鸡蛋都没事，怎么一下子就会损害心血管健康，还致癌呢？

◉ 鸡蛋的营养水平怎么样？

一个字回答就是：高！

一个 50 g 的鸡蛋，水分占到了 75%；蛋白质含量占到了约 13%，比牛奶的蛋白质含量高出 4 倍多，和虾肉的蛋白质含量相近。

鸡蛋不仅蛋白质含量高，而且价格也有很大优势，对比之下，鸡蛋的价格比牛奶和虾肉都要便宜。此外，鸡蛋蛋白质的氨基酸种类与比例都很接近人体蛋白质氨基酸的构成模式。也就是说，鸡蛋蛋白质的消化吸收利用率很高。每 100 g 鸡蛋的钙含量为 56 mg，比牛肉高出整整 10 倍。鸡蛋还含有一定量的脂肪、矿物质和维生素。

还是以一个 50 g 的鸡蛋为例，其脂肪含量约为 5 g，维生素 A 的含量约为 127 mg，吃一个鸡蛋就能满足人体每天所需维生素 A 的 15%。而一个鸡蛋里的胆碱（维生素 B 族之一），基本可以满足儿童一天的需求。

虽然单一食物的营养不可能很全面，但是鸡蛋可以说是一种容易获得的营养成分较为均衡且容易吸收的营养来源。

◉ 激素蛋危害大，有毒还致癌？

鸡蛋虽好，但这些年围绕鸡蛋的争议也一直存在。

早前，短视频平台上就流传着关于"激素鸡蛋"的视频，它表达的观点是现在市面上有很多激素蛋，成年人吃了会扰乱激素水平，小孩子吃了会影响生长发育。

传言还称，我们平时见到的双黄蛋就是激素蛋。它由于打了激素，所以蛋壳比较软，蛋清质地稀薄，经常吃不仅有毒，还会致癌。

事实上，双黄蛋的出现只是一个随机事件，和有没有打激素没有因果关系。双黄蛋是母鸡在下蛋时产了一个卵黄后，其大脑控制中心未能及时接收到信号，又产了一个卵黄导致的。

而蛋壳软就被定性为激素蛋，就有点离谱了。蛋壳软，很多时候都是因为母鸡缺钙，和激素根本没有关系。当然，蛋清稀薄和激素也没有关系。正常情况下，陈蛋的蛋白部分都比较稀薄。

虽然这些说法很离谱，但我们也不能因此彻底否定激素蛋的存在，激素蛋确实有存在的可能。比如鸡蛋本身就含有激素，如黄体酮就属于内源性激素。不过这种激素是天然产生的，对人体没有危害。还有一种是人工摄入的激素。有部分商家为了增加鸡蛋产量，有可能使用一些激素类饲料来喂食蛋鸡，这就会导致激素沉积在鸡蛋里，并最终形成外源性激素蛋。这种鸡蛋长期摄入确实对人体有害，但肉眼是很难识别的，一般只有正规的食品检验检测中心才能检测到。

◉ 每天吃一个鸡蛋，是"死亡催化剂"？

有传言称，水煮蛋含有较高的胆固醇，每天吃一个水煮蛋是"死亡催化剂"。

医学心血管顶级期刊《循环》（*Circulation*）曾发表过一项研究。该研究指出，血清总胆固醇的升高与心血管疾病死亡风险的增加存在关联：血清总胆固醇每增加一个梯度，心血管疾病死亡风险就增加 14%。

在不少人印象中，胆固醇是导致动脉硬化和冠心病等各类心血管疾病的祸根，所以他们认为水煮蛋不能吃。上面的研究只提到了胆固醇，虽然鸡蛋含有胆固醇，但是绝不能把胆固醇高和吃鸡蛋画等号。

殊不知，健康人体内胆固醇的合成是完全能自行调节的。比如，我们摄入的胆固醇多了，那体内合成的胆固醇就会相应减少，分解增加，反之亦然。人体出现血脂异常，大多数时候是内分泌或血脂代谢失调、高血压、身体肥胖以及活动量不足等造成的。

还有人说，每天吃一个鸡蛋，会增加中风的风险。对于这个说法，医学界早已有着权威的研究。国内一项对 2.8 万名没有心血管疾病的人进行 10 年的随访研究发现，每天吃一个鸡蛋并不会增加心血管死亡风险。同时，研究组同期进行的对超过 160 万人的分析研究发现，每天吃一个鸡蛋反而有可能降低 9% 的中风危险。

所以，我们不需要把鸡蛋看得那么可怕。只要正常吃，对健康基本不会有什么负面影响。

◉ 土鸡蛋口味更好，营养价值更高？

很多人热衷于吃土鸡蛋，特别是走地鸡、散养鸡的鸡蛋，它们的价格一般会更高。有的人觉得土鸡蛋口味更好，也有的人笃信土鸡蛋的营养价值更高。

事实上，土鸡蛋和普通鸡蛋的主要营养物质含量基本一样，比如蛋白质、氨基酸、钙、铁、磷等，只是脂肪含量比普通鸡蛋多了1% 左右，胆固醇含量略高。但现代养鸡场科学化、规模化养殖，所用的饲料里含有更多营养物质，故其产出的普通鸡蛋所含有的维生素和矿物质反而略高于土鸡蛋。因此，"土鸡蛋营养价值更高"这个说法没有科学依据。

不过，散养鸡的鸡蛋的优势在于养殖密度低，发生病害的概率相对要低，不用大量喂食抗生素，所以抗生素超标的可能性就小一些。

◉ 沾着鸡毛或鸡粪的鸡蛋更新鲜？

在市场上买鸡蛋时，人们往往更倾向于选择沾着鸡毛或鸡粪的鸡蛋，觉得这种鸡蛋更加新鲜。殊不知，这种鸡蛋是商家为了展现鸡蛋"新鲜"而故意为之的。这种鸡蛋上面不仅有大量的大肠杆菌，还可能有金黄色葡萄球菌和沙门氏菌等致病菌。

◉ 5种鸡蛋，尽量别吃！

1. 溏心蛋

溏心蛋指的是没有彻底煮熟的鸡蛋。有些鸡蛋可能含有沙门氏菌，如果没有彻底煮熟会导致细菌残留，人摄入后就会出现腹泻、呕吐和发烧等症状。

2. 毛鸡蛋

这里指的是没有完全孵化成型的鸡蛋，有部分人觉得毛鸡蛋营养价值更高。其实，毛鸡蛋存在较大的卫生隐患。毛鸡蛋一般是养鸡场里因受致病菌感染而不能发育成熟破壳的淘汰鸡蛋，所以如果没有彻底煮熟，也很容易增加病菌感染概率。

3. 煎鸡蛋、油炸蛋

煎鸡蛋和油炸蛋都存在一个普遍问题，就是脂肪含量过高，对血脂和体重的控制有不利影响。此外，在煎炸时由于温度过高，可能产生苯并芘和杂环胺等致癌物。

4. 臭鸡蛋

这种蛋的蛋壳主要呈乌灰色，有些甚至蛋壳已经破裂了，打开后能闻到明显的臭味，蛋黄呈暗黄色或灰绿色。这种蛋基本上大家都不会吃，但有个别的人认为煮熟了就没事，实际上这是错误的。

5. 表面有霉点的鸡蛋

这种蛋又被称为"霉蛋"，是鸡蛋受到潮湿或雨淋后，蛋壳表面的保护膜被冲洗掉，细菌入侵导致的。所以，要是发现鸡蛋表面有霉点或者黑斑，尽量不要再吃了。

◉ 如何挑选出一个好鸡蛋？

挑选出一个好鸡蛋的秘诀就是"一照二摇三观察"。

"一照"，指的是把鸡蛋对着光线照一照，呈半透明状的就是新鲜鸡蛋，不透光的很可能不新鲜。

"二摇"，指的是轻轻摇一下鸡蛋，听不到声音的就是新鲜的。

"三观察"，就是观察蛋壳表面，如果表面粗糙且有霜状物就是新鲜的，表面光滑则是不新鲜的。

总而言之，我们不必把鸡蛋妖魔化，只是在烹饪方式上大家要注意选择，购买鸡蛋时记住挑选秘诀，就不用过于担心健康问题了。

参考文献：

［1］ Zhao Bin, Gao Lu, Graubard Barry I., et al, "Associations of Dietary Cholesterol, Serum Cholesterol, and Egg Consumption With Overall and Cause-Specific Mortality, and Systematic Review and Updated Meta-Analysis," *Circulation* (Apr. 2022).

［2］ Xu Lin, Lam Tai Hing, Jiang Chaoqiang, et al: "Egg consumption and the risk of cardiovascular disease and all-cause mortality: Guangzhou Biobank Cohort Study and meta-analyses," *European Journal of Nutrition* 59, No.2(2019):785-796.

［3］ 段翔：《孵化对鸡蛋营养成分及生物活性组分的影响》，江南大学博士学位论文，2015。

［4］ Chen Xiqin, Jun Lv, Yu Gao, et al, "Associations of egg consumption with cardiovascular disease in a cohort study of 0.5 million Chinese adults," *Heart* 104 （2018）:1756-1763.

［5］ 罗江钊:《每天食用鸡蛋可降低中风风险》,《中国食品学报》2016 年第 12 期。

［6］ Heather J. Leidy, Heather A. Hoertel, Steve M. Douglas, et al, "A high-protein breakfast prevents body fat gain, through reductions in daily intake and hunger, in 'Breakfast skipping' adolescents," *Obesity (Silver Spring)* 23, No.9 （2015):1761-1764.

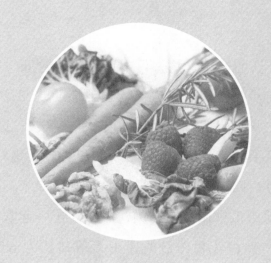

蔬果篇

蔬菜一定健康吗？

蔬菜作为公认的健康食物，可以说是物美价廉，家家户户都爱吃，几乎每顿都少不了。随着人们饮食习惯的改变，很多健康养生建议都提到了"多吃蔬菜"。因此，很多人喜欢在自家院子里或者阳台上种一些瓜果蔬菜，自产自销——自己种的，绝对放心！

2023 年 6 月，四川一对父子被紧急送医。原来，事发前王大爷摘了自家种的葫芦瓜来做葫芦炒肉，并和儿子一起吃。吃的时候儿子觉得口感苦，所以没再继续吃，王大爷却认为苦味能"祛毒"，于是吃下了一大盘葫芦炒肉。随后，父子俩相继出现腹泻、恶心等症状，被送往县医院就诊，由于症状严重，随后又被转往省人民医院救治。来到医院时，王大爷已经出现重度黄疸与肾损伤症状，再迟一点的话性命堪忧。

几乎每年都有类似的事情发生。事实上，正常的葫芦瓜与葫芦炒肉都是没有毒的，而且营养价值还很高。可如果你在食用时发现味道发苦，那就不一样了，它不仅没有任何营养价值，还可能让你中毒。葫芦、瓠子和丝瓜等葫芦科植物，在生长时如果遇到高温干旱、农药过量以及瓜藤受伤等情况，就会产生葫芦素来保护自己。

葫芦素作为一种高毒性物质，它在人体内会产生很强的细胞毒性，人们食用后会上吐下泻，肝肾功能损害和消化道出血等症状，严重时甚至会导致死亡。

不要觉得这是危言耸听。目前已知的葫芦素大概有20多种，就拿葫芦素 D 来说，其致死量为 15 mg。我们在食用常见的葫芦科蔬菜或水果时，有可能会遇到味道很苦的情况。要是发现葫芦科蔬菜和水果味道极苦，就不要吃了，更不要觉得那是在"祛毒"。

当然，苦瓜是个例外。苦瓜中的苦味主要来自于葫芦素和苦瓜苷。其中葫芦素占极少比例，大部分都是苦瓜苷，所以苦瓜是可以放心吃的。

知识延伸　　哪些食物发芽后不能吃？

这3种食物发芽后别吃，当心中毒。

1. 土豆

发芽土豆不能吃很多人都知道，但很少有人能说出具体的原因。因此有些人存在侥幸心理，结果吃了之后就发生中毒。

发芽土豆之所以不能吃，是因为其中含有一种叫龙葵素的有毒物质。土豆在发芽后，其龙葵素含量就会跟着增长，如果每100 g土豆中的龙葵素含量超过 20 mg，那么人在食用后就会出现恶心、腹泻以及口舌发麻等症状。如果摄入量过大，严重时还会呼吸困难和昏迷。

不要铤而走险，觉得把发芽土豆煮熟了就没问题。因为龙葵素不仅耐冷，还耐热，普通的烹饪手段几乎很难破坏它。

2. 红薯

发芽红薯一般不会产生什么有害物质，但还是不建议大家吃。因为红薯一旦发芽后，就意味着其生长环境也适合霉变。红薯发生霉变的话，霉菌在生长繁殖过程中就可能产生一些毒素，比如甘薯酮。

因此，在吃发芽的红薯前最好检查一下有没有霉变，霉变了就不要再吃了。

3. 花生

花生芽本身是可以吃的，并且味道还不错。但如果是自己放在家里很久的花生突然发芽了，建议最好别吃。

这是因为花生在发芽的同时外壳也会被破坏。花生一旦受到霉菌污染，就可能生成强致癌物黄曲霉毒素。黄曲霉毒素毒性很强，劝大家千万不要以身犯险。它很喜欢在坚果等食物上滋生，所以花生本身就是黄曲霉毒素的高发食物。如果放在家里的花生发芽了，尽量不要吃，实在想吃花生芽，可以去超市或菜市场等正规场所购买。此外，如果用发芽花生榨的花生油，同样有安全隐患。

◉ 这些蔬菜可能有毒，别乱吃

1. 青西红柿

吃过青西红柿的朋友可能都深有感触——第一口吃下去是苦的。这里的苦味来源也是龙葵素，所以青西红柿不要吃。当然，还有一种本身就是青色的西红柿，这种是无毒的，可以放心食用。

2. 泡发太久的黑木耳

泡发太久的黑木耳会产生椰毒假单胞菌，这种菌又会产生米酵菌酸。米酵菌酸是一种致命毒素，哪怕在高温下也很难被杀死，且人在中毒后没有特效药可用。所以泡发太久的木耳，或者看到泡发的木耳表面黏糊糊的，就不要再吃了。

3. 红凤菜

红凤菜，又叫做血皮菜、红背菜和观音菜。它在民间被称为"补血菜"，是有道理的，因为它含有丰富的铁、钾元素，而铁元素是我们人体生产血红蛋白不可或缺的物质。但是，红凤菜含有吡咯里西啶类生物碱，这种物质有肝毒性。在吡咯里西啶类生物碱类目下，共有 660 多种物质，其中有一些就有很强的肝毒性，比如倒千里光碱、野百合碱、天芥菜定型的天芥菜碱和奥托尼碱型的山冈橐吾碱等。红凤菜偶尔摄入影响不大，但是长期大量食用，或者是把它当做食补每天吃，就可能会对肝脏造成损害。特别是对肝脏功能异常的人来说，这种菜就有可能成为疾病催化剂。

蔬菜虽然健康，但是有些蔬菜不能随便吃，千万要注意哦！

参考资料：

［1］ 杨雪欣、陈可靖：《食品中抑制丙烯酰胺的研究进展》，《食品研究与开发》2020 年第 10 期。

［2］《一碗下肚，父子差点丧命！很多人夏天常吃》，大洋网，https://baijiahao. baidu.com/s?id=1768753427174587538&wfr=spider&for=pc.

［3］ 平华、马智宏、李杨等：《不同发芽天数及芽周不同深度马铃薯中 α- 茄碱含量变化规律》，《食品科技》2017 年第 1 期。

??? 蔬菜需要焯水吗？

浙江台州 63 岁的王先生患糖尿病 20 多年，在最近的一次复查中，医生发现他的肾功能出现了问题，并最终诊断为急性肾损伤。

凭着职业敏感性，医生赶紧问王先生近期有没有吃过什么以前没吃过的东西。王先生说他一周前吃了妻子摘回来的野菜马齿苋，味道鲜美。医生一听就知道大事不好，因为在他之前，就已经有 3 人食用马齿苋而导致急性肾损伤就医。继续追问下，医生得知，王先生连续吃了 2 天马齿苋，并且烹饪方式都是"快炒"。

快炒，是十分常见的烹饪方法之一。生活中，大部分蔬菜都不需要焯水就可以直接下锅炒，但有些蔬菜必须要焯水后才能炒，否则就有很大的健康隐患。

● 马齿苋为什么要焯水？

马齿苋富含草酸。大量草酸短时间内进入人体，就会形成草酸结晶。草酸结晶很容易堵塞肾小管，而肾小管如果被堵住，我们身体里的代谢毒素就很难及时排出体外并堆积起来，导致肌酐突然升高。

要是短期内大量食用没有焯水的马齿苋，大量草酸结晶就会导致急性肾损伤。

由于草酸溶于水，简单地焯水就能去掉大部分草酸。可惜很多人并不知道马齿苋需要焯水，最终导致悲剧发生。

生活中，草酸含量高的蔬菜除了马齿苋外，还有菠菜、苋菜、芹菜、竹笋和茭白等。

在食用没有焯水的这类蔬菜后，如果出现小便减少、身体浮肿等症状，一定要及时就医，检查是否有出现肾功能损伤。

◉ 吃前必须焯水的蔬菜

这 6 类蔬菜自带"毒素"，吃前必须焯水。

1. 含亚硝酸盐的

这类蔬菜的典型代表是香椿。虽说大部分香椿中的亚硝酸盐含量并不高，但有小部分香椿中的亚硝酸盐含量还是很高的，一旦不小心吃了这种香椿，就很容易中毒。食用香椿导致亚硝酸盐中毒的案例几乎每年都有发生。

不过也不用过于担心，因为焯水就能大幅度降低香椿中亚硝酸盐的含量。有人曾做过相关试验，结果显示，香椿清洗 3 分钟可以去除 50% 以上的亚硝酸盐，焯水 1 分钟则可以去除 90% 以上的亚硝酸盐。

2. 含有毒成分的

这里指的是新鲜黄花菜。在食用新鲜黄花菜含有的某种成分后，食用者会出现恶心呕吐、口干舌燥和腹泻等症状。

这种成分具体是什么，目前还没有明确。过去人们认为是秋水仙碱，但一些最新研究推翻了这种理论。研究认为新鲜黄花菜含有的是多个化合物的共流出组分，它很容易溶于水，在经过蒸汽或焯水后就可分解。因此新鲜黄花菜一般焯水 3~5 分钟后即可放心食用。

3. 含植物凝集素的

主要是以菜豆、豇豆和红芸豆为代表的豆类。这些豆类蔬菜一般含有较多的植物凝集素。

植物凝集素不耐热，一般彻底加热后就能将其破坏掉。如果食用前没有彻底加热，这些毒素就很容易导致食物中毒。所以，豆类蔬菜建议在沸水中加热 10 分钟以上。

4. 含卟啉物质的

新鲜木耳含有一种卟啉物质，这种物质进入人体后，在光线照射下很容易损伤人体细胞或者诱发炎症。

虽然木耳在干制过程中大部分的卟啉物质都会被分解，但如果食用前用水浸泡几小时或者焯一下水，可以将毒素降到最低。

5. 可能被致病菌污染的

这里指的是豆芽。豆芽生长在温暖潮湿的环境下，这种环境同样适合微生物的生长繁殖，因此豆芽很容易被致病菌污染。最为常见的有李斯特菌、大肠杆菌和沙门氏菌等。

豆芽虽然容易被致病菌污染，但好在这些致病菌都很怕热，所以只要用热水轻轻焯一下就能将其杀灭。美国食品药品监督管理局曾多次强调，包括绿豆芽在内的各类豆芽，一定要充分加热后才能食用。

6. 可能有残留农药与虫卵的

有些蔬菜表面不平整，比如西兰花和菜花，坑坑洼洼较多，容易藏污纳垢，同时也容易出现农药残留等问题。而有些水生植物很容易被寄生虫污染，比如荸荠、菱角和莲藕等。

我们可以通过冲洗、浸泡和焯水来去除一些残留农药、重金属和虫卵。

知识延伸　　　这些常吃的菜极易混淆

2020 年 4 月，广西的一家人正在山上扫墓，看到类似金银花的野生植物，于是将其采摘带回家食用。

在食用"金银花"1 小时后，这家人却陆续出现了头晕眼花和恶心呕吐等症状，最终一家人全部中毒。

这些年，误食导致中毒的新闻屡见不鲜。据国家卫健委突发公共卫生事件管理系统的统计，仅 2015 年就发生此类食物中毒事件 68 起，中毒人数 1045 人，其中 89 人死亡。

有些蔬菜大家平时很容易误食。一旦误食，轻则呕吐腹泻，重则丧命。

1. 秋葵 & 曼陀罗

秋葵被称为"蔬菜王"，有着很高的经济用途与食用价值。曼陀罗和秋葵形态十分相似，全株有毒且毒性很强，1~2 颗种子即可致人死亡。

秋葵的叶子呈掌状分裂，曼陀罗的叶子则呈卵形且不裂；秋葵的果实形态像辣椒，曼陀罗的果实则是球状的；秋葵成熟植株高大约有 2 米，曼陀罗一般只有 1 米。

2. 芹菜 & 茴芹

虽然这两者名字都有个"芹"字，但毒性天差地别。茴芹全株有毒，特别是成熟种子毒性最强。

茴芹里的毒性成分主要是毒芹碱、毒芹毒和甲基毒芹碱。这些毒性成分 3~6 mg 即可使一个成年人中毒，120 mg 以上即可致命。

需要注意的是，茴芹的柄一般很细长，边缘上有锯齿状物。另外茴芹的茎是毛茸茸的，芹菜则没有。

3. 芋头 & 滴水观音

滴水观音又被称为"海芋"，是一种观赏性多年生草本植物。它毒性较大，其中的草酸钙会形成针状晶体。人误食后这种晶体物质会刺激到人的皮肤和黏膜，诱发瘙痒与水肿等，严重时甚至会导致窒息死亡。

如何区分也很简单。芋头的叶子颜色一般比较浅，呈盾形；海芋的叶子颜色则较深，叶子呈螺旋状排列。

4. 金银花 & 断肠草

这两者最大的区别就是断肠草的枝叶更大，并且叶子呈卵状长圆形；金银花的枝叶则更加细柔，且枝条上常有细绒毛。

看到"断肠草"这个名字，大家应该就能想象到其毒性到底有多大。它由于含多种生物碱，有着很强的神经毒性。人中毒后会出现恶心呕吐、眩晕和吞咽困难等症状，严重时会因呼吸系统麻痹而死亡。

5. 血皮菜 & 假血皮菜

血皮菜，菊科三七草属多年生草本植物；假血皮菜又称"花儿菜"，叶子边缘有卷齿，往往比血皮菜更加修长，可以开花。

在我国四川的泸州和宜宾等地区有不少因食用假血皮菜而中毒的案例。人误食后的具体症状是头晕、恶心、呕吐、腹痛和腹泻等。

看似安全无害又健康的蔬菜，其实在食用时还是有很多细节要注意的，切莫大意。

参考资料：

［1］《国家卫生计生委办公厅关于 2015 年全国食物中毒事件情况的通报》（国卫办应急发〔2016〕5 号），2016 年 2 月 9 日。

［2］《"断肠草"误当金银花　一家六口中毒急送医》，光明网，https://m.gmw.cn/baijia/2020-04/09/1301131579.html.

［3］周三女、刘丽清、吴先辉等：《生鲜焯煮及不同采摘期马齿苋中草酸的含量差异》，《农产品加工》2016 年第 23 期。

［4］赵洪静：《蔬菜在烹调中重量和营养素保留率的研究》，中国疾病预防控制中心硕士学位论文，2004。

甜的水果含糖量就一定高吗?

老刘患有糖尿病多年,这些年都在注意控制血糖,但血糖水平一直不怎么理想。

"你怎么又吃西瓜了?西瓜这么甜,都说了不能吃,你怎么就是不听!"刚刚,老伴又和老刘吵了起来。

现实生活中,很多人也是这么想,认为水果越甜,含糖量就越高,就越容易升糖。这种想法根深蒂固,深深影响了很多人,甚至导致大家都不敢吃水果了。殊不知,这种想法是错误的。下面的内容可能会颠覆大家的认知。

◉ 水果的"甜",可能和你想的不一样

1. 水果里的糖到底是什么?它们有什么区别?

由于糖是甜的,这就导致不少人觉得"越甜的水果,含糖量越高;不甜的水果,含糖量相对较低"。其实,这种判断方法是完全错误的。我们不能用嘴巴判断水果含糖量,毕竟,每种糖并不一样。

水果中的糖主要分为果糖、葡萄糖和蔗糖。这些糖的化学结构不同,甜度也有很大差距。我们以蔗糖为参照标准,果糖的甜度是蔗糖的1.7倍,葡萄糖的甜度是蔗糖的0.7倍。也就是说,果糖最甜,

蔗糖次之，葡萄糖排在最后。

通俗点说，就是几种水果哪怕含糖量相同，只有含果糖最多的水果，吃起来才是最甜的。

就以梨子、杏和猕猴桃这三种含糖总量都在 10% 左右的水果为例，梨子的果糖含量约为 66%，猕猴桃是 50%，杏是 10%。所以正常情况下，梨子吃起来是最甜的，猕猴桃次之，杏排在最后。

2. 水果里除了糖，还有什么？

这时有人可能会说了："猕猴桃果糖含量比杏高，为何我吃的猕猴桃比杏还酸，一点都不甜？"

这是因为除了糖的含量与种类会影响水果的口感和甜味之外，水果里还有一些其他成分，这些成分对水果的口感也会产生很大影响。比如苹果酸和柠檬酸会让水果吃起来酸酸的，单宁等多酚物质会让水果有一股涩味。因此，有些水果哪怕吃起来不甜，却可能还是含有丰富的糖的。

◉ 血糖生成指数与血糖负荷

1. 血糖生成指数

血糖生成指数（GI），也叫升糖指数。这其实是糖尿病研究中发展起来的概念，一般用于衡量某个食物里碳水化合物提升血糖的速度和能力。

GI 值 $\geq$ 70 的就是高血糖生成指数食物，这类食物在进入体内后，不仅消化快，转化成葡萄糖的速度也很快，人在食用这类食物后血糖会迅速升高；GI 值为 56~69 的是中血糖生成指数食物；GI 值 $\leq$ 55 的则是低血糖生成指数食物，这类食物和高血糖生成指数食物完全相反，不仅消化慢，转化成葡萄糖的速度也慢，所以血糖升高慢。

2. 血糖负荷

血糖负荷（Glycemic Load，GL），这个 GL 值就是将血糖生成指数与含糖量结合在一起考量的。通过 GL 值来衡量吃进去的食物引起的血糖变化，相对来说更有参考价值。

它的计算公式是这样的：

$$GL 值 = GI 值 × 碳水化合物含量（g）÷ 100$$

GL 值 ≥ 20 的就属于高血糖负荷食物，对血糖影响明显；GL 值在 11~19 是中血糖负荷食物；GL 值 ≤ 10 的是低血糖负荷食物，对血糖影响不明显。

因此，某种食物就算 GI 值高，但如果含糖量低，那么它对血糖的总体影响也不会很大。比如西瓜的 GI 值是 72，属于典型的高血糖生成指数水果，可每 100 g 西瓜的含糖量为 5.5 g，所以西瓜的 GL 值就是：

$$72 × 5.5 ÷ 100 = 3.96$$

低血糖负荷的食物，只要按照每天推荐的摄入量去吃，就不用担心会对血糖产生很大影响。

◉ 5 种对血糖影响小却很甜的水果

有些水果虽然吃起来很甜，但对血糖影响很小。除了上面我们举例的西瓜，下面这几种水果也是一样。

1. 哈密瓜

哈密瓜的 GI 值是 70，属于高血糖生成指数食物，但哈密瓜的

GL 值只有 5.5，所以只要控制好量是完全可以放心吃的。

2. 葡萄

葡萄口感很甜，但它的 GI 值只有 43，属于典型的低血糖生成指数食物，GL 值也只有 4.4。因此，血糖正常的人是不用担心葡萄对血糖产生影响的，就算血糖偏高人群，也可以在加餐时吃 100~200 g 葡萄。

3. 苹果

苹果的 GI 值仅仅只有 36，是低血糖生成指数食物，GL 值为 4.9，因此也是低血糖负荷水果，可以放心食用。

4. 草莓

草莓是低糖水果的典型代表，每 100 g 草莓的含糖量约为 6%，热量约 32 卡路里。草莓的 GI 值为 41，虽然吃着甜，却很适合减肥和控糖人群食用。

5. 桃子

桃子的 GI 值是 28，属于比较低的，甚至比苹果、葡萄和草莓还要低。它的 GL 值仅仅只有 2.8，也是很低的。因此就算一次性吃 300 g 的桃子对血糖也没有很明显的影响。

◉ 4 种不甜但"糖"多的水果

在水果界，也有一些"格格不入"的水果。它们明明一点都不甜，"糖"却不少。

1. 山楂

山楂明明一点都不甜，甚至还很酸，但山楂的含糖量高达 22%。

2. 火龙果

火龙果也不算甜，一般只有中间的果肉才有那么一点点甜，殊不知每 100 g 火龙果的糖分约为 14%，而且在这其中还有接近 70%~80% 是葡萄糖，升糖速度可以说是很快的。

3. 百香果

百香果吃起来酸酸甜甜的，和葡萄有点类似，但百香果的含糖量要比普通葡萄高，约为 13%。

4. 人参果

人参果是很多人没想到的，毕竟吃起来不酸也不甜，甚至可以说几乎没啥味道，但人参果的含糖量高达 18%。

知识延伸　　不同人群吃水果有不同侧重点

1. 容易腹泻的人

容易腹泻或者正在腹泻的人，要少吃含有小籽的水果，比如猕猴桃、火龙果、柿子、草莓、西瓜、葡萄和香蕉等。因为水果的籽大多都是纤维类，很难被肠道消化吸收，容易刺激肠道蠕动，促进肠道内容物更加快速地排出体外。所以容易腹泻的人不适合吃这类水果，经常便秘的人反而适合吃。

2. 糖尿病患者

糖尿病患者不是完全不能吃水果，而是应该在血糖控制平稳后适当吃低糖水果，并且要控制好量。可以选择橙子、草莓和柚子等含糖量低但升糖效果慢的水果。需要特别提醒的是，千万不能一次性吃太多，且最好在两餐之间吃。

3. 胃酸过多的人

口感酸的水果，比如杨梅、山楂和柠檬等，能够促进胃酸和消化酶的分解，加快肠胃蠕动，有助于消化，所以很适合消化不良的人吃。相反地，如果是胃酸过多或者患有慢性胃炎、胃溃疡的人，应该少吃这类水果。

水果虽然好吃，但我们还是要学会区分，千万不要仅通过口感来分辨含糖量。要根据自己的身体情况，吃对水果才会有益于健康，吃得开心。

参考资料：

［1］ 杨月欣主编：《中国食物成分表》（第 6 版），北京大学医学出版社，2018。

［2］ 孙建琴、沈秀华、宗敏：《基于血糖负荷概念的食物交换份在糖尿病营养治疗中的应用》，《营养学报》2006 年第 1 期。

［3］ 孙长颢主编：《营养与食品卫生学》（第 8 版），人民卫生出版社，2008 年。

［4］ 王蓉、范志红：《膳食水果摄入与糖尿病风险》，《中国食物与营养》2014 年第 5 期。

发霉的水果去掉霉变的部分还能吃吗？

"荔枝新闻" 2020 年 4 月 15 日的报道，讲述了河南的一对夫妻被查出肝癌的过程。

在确诊前，这对夫妻先是无缘无故感到疲倦乏力，接着又出现胸闷、咳嗽以及中低度发烧等症状。但夫妻俩一直没重视，总觉得是工作太累了没休息好导致的。直到后来，两人出现了明显消瘦，且肝区也伴随着疼痛，这才想起来去医院检查。

这一检查不得了，夫妻两人均被确诊为肝癌。最让人意外的是，两人之所以被肝癌盯上可能和水果有关。原来这对夫妻是开水果店的，店里经常有一些腐烂变质的水果，由于怕浪费舍不得丢掉，所以他们会经常将水果霉变的部分切掉，食用剩下看起来没有变质的部分。

殊不知，就是这样一个看似健康又节俭的习惯，居然害了自己。

看到这里，也许很多人感到害怕，因为生活中不少人都曾这样做过。如果你还在这样做，劝你赶紧停手，这真的太危险了！

◉ 霉变水果，比你想象的还要毒！

葡萄、西瓜、桃子和草莓等柔软多汁的水果，不管它是否受过伤，不管是在表皮上看到霉点，还是在蒂部和果柄上看到霉点，就算这个霉点很小，最好都不要再吃了，因为这种水果很可能已经被多种毒素"盯上"了。

1. 展青霉素

由扩展青霉产生的展青霉素，是霉变水果里最为常见的毒素，一般存在于霉变水果和其制品中。展青霉素作为一种有害的毒素，属于 3 类致癌物。诸多研究表明展青霉素可破坏肠道、损伤肾功能，具有致癌性和致畸性。

2. 赭曲霉毒素 A

赭曲霉毒素 A 属于 2B 类致癌物。赭曲霉毒素一般存在于霉变的葡萄以及葡萄制品和柠檬类水果中。这种毒素有着较强的肝毒性和肾毒性。

可能有些人抱着侥幸心理，觉得并不是所有霉变水果都有展青霉素和赭曲霉毒素 A。如果你也有这种想法，请你必须打消这种念头，因为绝大多数烂掉的水果里都有展青霉素和赭曲霉毒素 A！

不过，这两种毒素的毒性算是比较小的，真正厉害的是黄曲霉毒素。

3. 黄曲霉毒素

黄曲霉毒素又称黄曲霉素，作为目前已知的最强致癌毒素，在变质的水果、花生、玉米、果干类食品以及乳制品中都能见到它的身影。

黄曲霉素可诱发肝癌和皮下肉瘤，毒性是砒霜的 68 倍，致癌强度比毒性化合物二甲基亚硝胺诱发肝癌的能力还要高出 75 倍，且

100 ℃的高温难以杀死它。因此，2017 年世界卫生组织国际癌症研究机构将黄曲霉素列入 1 类致癌物清单，摄入 1 mg 黄曲霉素即可导致癌症发生。

◎ 水果切掉坏的部分还能继续吃吗？

生活中，很多人舍不得直接将坏掉的水果扔掉，而是切掉坏的部分，吃剩下的。对于这个做法，我们要分情况来看。

1. 机械性损伤（碰伤）

水果在采摘、运输和销售过程中或多或少都会出现挤压、碰撞等情况，这会导致水果表皮破损出现损伤。

这种因外力导致的损伤一般只会影响水果的美观，很少有产生微生物和毒素的情况，所以是可以放心吃的。

水果受到这种损伤后，有时候伤口处还会变色，很多人担心这不能吃，其实是能吃的。变色的地方是果实细胞质溶出，无色酚类物质在此期间变成了有色醌类物质导致的。

2. 低温损伤（冻伤）

当温度较低时，水果中的超氧化物歧化酶活性会变低，无法及时清除细胞中的自由基，等自由基积累到一定程度，水果细胞膜的通透性会发生改变，这时部分水果的果肉会变软。这种冻伤的水果，微生物一般也没有繁殖，只要不介意口感的话也是可以吃的。

3. 发霉腐烂

发霉腐烂的水果最好别吃。因为大部分的腐烂都是发生在水果内部，肉眼很难看出来，而且水果内部的汁液基本上是流通的，虽然表面看起来正常，但是内部的毒素很可能已经顺着汁液扩散开来了。

如果想切掉坏的部分，吃剩下看起来没变质的部分，对技术要求很高，谁也不能保证把有毒素的部分全部切除。就比如我们平时买的葡萄，有些看起来就是枝干上长了一点点毛，果实还是完好无损的，但这些果实表面到底沾了多少霉菌谁也不能确定。

表面的霉菌可以清洗掉，可怕的是果肉中的霉菌，因为我们肉眼看到的霉点往往都是冰山一角。霉菌就像一个微型的金针菇一样，下面一般有着长长的菌丝，而柔软多汁的果肉就像肥沃的土壤，正好可以让霉菌肆意繁殖生长。

所以，水果只要有腐烂变质的地方，该扔就一定要舍得扔，千万别拿自己的生命健康去赌。

◉ 鲜果切看着干净，可能没那么卫生

一些水果店和超市里摆卖着的水果拼盘，宣传往往会说是新鲜水果切的。这些水果拼盘由于是切好的，能省去清洗和切的步骤，所以受到不少人青睐。殊不知，这种鲜果切存在着一定的健康隐患。其中最令人担心的，就是部分黑心商家将水果腐烂的部分切掉，以次充好。

不少水果店之前都被曝出这个问题，哪怕拥有 5 000 多家门店的连锁水果店都曾被曝光做过这种事。就算没有这个问题，鲜果切也是不建议买的。因为水果的新鲜度很难保证，再加上温度较高时，一旦储存不当，切好的水果就很容易变质。

知识延伸　　　红心甘蔗别乱吃，有致命毒素！

　　据河北新闻网 2013 年 7 月报道，30 年前，只有 5 岁的河北女孩小霞因为误食了有毒的红心甘蔗，留下了脑瘫、肌肉萎缩等后遗症。在这 30 年里，她的生活发生了翻天覆地的变化，生活不能自理，体重只有 30 斤。由于毒素的作用，小霞总是会突然亢奋，甚至晚上无法入睡，妈妈就只能每天搂着她睡觉。

　　甘蔗在收割时被砍断产生切口，果肉暴露在外，储藏时又因为湿度和温度等影响，容易导致受到节菱孢霉菌的感染而霉变。这种霉变的甘蔗就叫"红心甘蔗"。

　　这种甘蔗会产生一种叫 3- 硝基丙酸的毒素，这种毒素属于剧毒物质，0.5 g 即可使人中毒，且高温和清洗都难以去除。

　　人在 3- 硝基丙酸中毒后，轻则恶心、呕吐和腹泻，重则肢体抽搐、脑部水肿，严重时会因为呼吸衰竭而死亡。

　　红心甘蔗中毒有着很明显的季节性特点，每年 2—4 月是高发期。据《人民日报》报道，2019 年的大年初二，浙江宁波 51 岁的王女士就因为食用了这种红心甘蔗而一度生命垂危。

　　如果甘蔗变软了或者里面颜色明显很深，呈褐色或红色，且闻起来有股霉味或酒糟味，那说明这个甘蔗很可能已经霉变了，千万不要吃。

　　当然，这种红心甘蔗砍掉霉变的部分，剩下的部分也是不能继续吃的。

　　外面卖的甘蔗汁最好也别买，因为我们谁也不能保证甘蔗在被榨成汁之前，是否已经发生霉变。有些无良商家看到甘蔗霉变后，担心卖不出去，就将那些霉变的甘蔗榨成汁，毕竟这样消费者就看不出来了。

水果中也存在着许多安全隐患，大家可千万不要掉以轻心啊！

参考资料：

［1］《90 后小夫妻双双查出癌！竟是这种水果害了他们！很多人都在吃》，北青网，https://baijiahao.baidu.com/s?id=1749115890210728365&wfr=spider&for=pc.

［2］《"小荷"甘蔗中毒卧床 29 年欲轻生，网友用爱鼓励》，河北新闻网，https://hebei.hebnews.cn/2013-07/12/content_3351386_2.htm.

［3］《注意！现在是这种变质水果的中毒高峰期，危及生命》，《人民日报》2019年 2 月 13 日。

深色蔬菜更健康吗?
口感酸就是富含维生素 C 吗?

2022 年发布的《中国心血管健康与疾病报告》显示,我国城乡居民疾病死亡构成比例中,心血管疾病位居榜首,平均每 5 例死亡中有 2 例是心血管疾病导致的。而在诸多心血管疾病危险因素当中,饮食占据了不可忽视的地位。

与此同时,这份报告还指出,缺血性心脏病、出血性脑卒中以及缺血性脑卒中,这三大疾病是我国心血管疾病死亡的主要原因。

令人意想不到的是,这三大疾病的主要饮食风险因素,居然是蔬菜、水果和全谷物摄入不足。蔬菜、水果和全谷物,我们平时看似每天都在吃,并且吃的量还不算少,最后居然因为摄入不足而增加死亡风险,这看起来确实有点匪夷所思,实际上也在情理之中,因为我们很多人在吃的时候,完全吃错了。

接下来就以我们平时最常吃的蔬菜为例,来看看对于蔬菜的传统认知中有哪些是误区。

◉ 深色蔬菜比浅色蔬菜更有营养？

深色蔬菜很好理解，其实就是字面意思那样，指的是颜色较深的蔬菜；再具体点，可以是深绿、深红、深黄、深紫和深橙等颜色的蔬菜。这些蔬菜有营养优势，一方面比浅色蔬菜的维生素和矿物质含量高，另一方面还富含更多对健康有好处的天然色素。我们按照颜色的不同来划分，看看各种深色蔬菜的优势。

1. 深绿色蔬菜

这类蔬菜的典型代表有菠菜、西兰花、韭菜、茼蒿、空心菜、油菜和莴笋叶等。这类蔬菜富含叶绿素，并且其中的叶酸还有利于保护大脑，降低心血管疾病发生的风险。

2. 深橙色蔬菜

这类蔬菜指的是胡萝卜和南瓜。这类蔬菜因为富含 β- 胡萝卜素，食用后可以在人体内转化为维生素 A，能够帮助缓解眼部疲劳，保护黏膜上皮组织，增强机体的免疫能力。

3. 深红色蔬菜

以西红柿和彩椒为代表，它们富含番茄红素，有着较强的抗氧化能力。平时适当摄入可以增加血管弹性，并且还能帮助降血脂。

4. 深紫红色蔬菜

主要有红苋菜、紫叶生菜、甜菜头、紫菜薹和紫甘蓝等。这类蔬菜一般有着很强的抗氧化能力，还富含花青素，能够帮助清除人体里的自由基，对于预防动脉粥样硬化有着明显的好处。

◉ 如何判断是深色蔬菜还是浅色蔬菜？

在判断是深色蔬菜还是浅色蔬菜问题上，很多人都陷入了一个误区，会觉得表皮颜色深，那就一定是深色蔬菜。事实上，有些蔬菜表皮颜色深，但在去皮后，内瓤颜色却是浅色的，并且占的比例还很大。

就比如卷心菜，表面看起来是深色的，但是将表面几层叶子去除后，里面都是浅色的，这种就不能定义为深色蔬菜。

所以我们在判断一个蔬菜是否为深色蔬菜时，要遵循两个原则：其一，颜色要足够深，在几种蔬菜对比下，哪个颜色更深选哪个；其二是深色部分比例要足够大，不能只看表面，还要看内瓤的颜色是否足够深，并且可食用部分的颜色深不深。

◉ 越酸的蔬菜维生素 C 含量越高？

我们常说"蔬果"，将蔬菜和水果放在一起对比，这也使得很多人用水果的一些常识来认识蔬菜。比如有人会认为口感酸的蔬菜其维生素 C 含量就一定高，其中最典型的代表就是番茄。番茄是生活中很常见的一种食物，人类发明了很多种吃法，而且番茄有着不错的营养价值。

由于番茄吃起来酸酸甜甜的，所以不少人觉得多吃番茄就能补充维生素 C，事实上还真不是这样的。番茄的维生素含量为 14 mg/100 g，看着还不错，但是这个含量在蔬菜中真算不上丰富，因为这个维生素 C 的含量还不到大白菜的一半，甚至只有甜椒的 11%。

当然，这里举例的是我们平常吃的番茄。有一些品种的番茄的维生素 C 含量挺可观的，比如春桃西红柿的维生素 C 含量就达到了 34.17 mg/100 g。

总结一下，想补充维生素 C 真不能靠吃番茄来实现。不过番茄中的番茄红素含量倒是挺高的，一般新鲜成熟的番茄里所含有的番茄红素为 31~37 mg/kg。番茄红素有着抗氧化性，这种物质不仅能帮助抗炎，增强机体的氧化应激能力，还可以保护心血管健康，降低血清总胆固醇以及低密度脂蛋白胆固醇。

◎ 不同蔬菜，营养价值也不同

1. 高镁蔬菜

镁这个元素平时存在感不是很高，但它的作用不可忽视。它不仅能够帮助维持钠与钾的正常分布和骨骼生长，还能调节神经肌肉的兴奋性，调节心血管和胃肠道功能。很多绿叶菜的镁含量都很高，比如上海青的镁含量为 91 mg/100 g，菠菜为 58 mg/100 g，芹菜叶为 58 mg/100 g。

2. 高钙蔬菜

很少有人将蔬菜当作补钙食品。我们需要打破这种传统认知，蔬菜吃对了其实也能补钙。我国居民的缺钙现象十分明显，所以通过吃蔬菜来补钙也是有一定必要的。最推荐的高钙蔬菜就是荠菜，其含量达到了 294 mg/100 g；其次是芥菜，钙含量为 230 mg/100 g；苋菜的钙含量也不错，为 178~187 mg/100 g。

需要提醒的是，大家在吃这些绿叶菜前最好先焯水，因为这类蔬菜往往含有草酸，而草酸又会影响钙的吸收。

3. 高维生素C蔬菜

想补充维生素C真不一定要吃水果，也不一定要吃番茄。蔬菜的维生素C含量有时候比水果还要高，而且很多绿叶菜的维生素C含量高于番茄。比如甜椒的维生素C含量就达到了130 mg/100 g，彩椒为104 mg/100 g，哪怕是青菜，它的维生素C含量也达到了64 mg/100 g。

4. 高胡萝卜素蔬菜

如果平时维生素A摄入不足，想补充胡萝卜素，不一定必须吃胡萝卜，毕竟同一样东西吃久了也会腻，可以尝试其他蔬菜。比如羽衣甘蓝的胡萝卜素含量就挺高的，比胡萝卜还要高，达到了4 368 µg/100 g；甜叶菜中的胡萝卜素含量也不错，为3 660 µg /100 g；芹菜叶的含量为2 930 µg /100 g。

总而言之，多吃蔬菜虽然好，但其中还是有不少学问的。只有掌握了相关知识，才能尽可能达到想要的效果。

参考资料：

[1]《中国心血管健康与疾病报告2022概要》，《中国循环杂志》2023年第6期。

[2] 杨月欣：《中国食物成分表》（第6版），北京大学医学出版社，2018。

[3] 魏春雁、刘笑笑、樊慧梅等：《包装方式对不同品种番茄果实贮藏期间维生素C含量的影响》，《中国食物与营养》2018年第8期。

水果能不能贪吃？

一到秋天，各种水果纷纷上市。路过水果店，看着面前五颜六色的水果，确实很诱人。水果虽然好吃，但真不能乱吃，因为一不小心就可能出事。

2014年11月29日，河北卫视就曾报道过一起因为吃柿子而酿成悲剧的新闻：一名3岁女童吃柿子伴牛奶身亡。

女童在被送到医院时已经陷入昏迷状态，且脉搏极其微弱，需要马上动手术。经过查体后发现，女童是急性胃扩张导致的胃穿孔，体内各脏器已经移位，同时还出现了酸中毒现象。医生虽然紧急抢救，但还是无力回天，没能留住年幼的生命。

而导致这一切的罪魁祸首，居然是和吃柿子有关。原来孩子本来胃壁肌层就薄弱，有穿孔迹象，再加上孩子在这之前吃了柿子，直接导致了如今这一切。

柿子再寻常不过，很多人都吃过，为何好端端地直接带走了一条生命？其实现实生活中有很多水果都不能随便乱吃，尤其是近些年出现的一些"网红水果"，在食用时一定要当心，否则就可能引发悲剧。

◉　吃个柿子为何如此危险？

吃柿子导致的悲剧不是第一次出现。2022 年 11 月，四川广安的一名 3 岁女童，就因为一晚上偷吃了至少 8 个柿子，腹痛难忍，被家人带去就医，结果从胃里取出了 8 cm 的结石。

这里不得不提到柿子里的一个成分——鞣酸。

没有成熟的柿子鞣酸含量很高，别看它的名字叫"鞣酸"，可它一点也不温柔。鞣酸又叫单宁，主要集中在果皮上。鞣酸有着很明显的涩味，这也是植物不被吃的一种自我保护方式。短时间内大量进食没有成熟的柿子，就会导致大量鞣酸进入胃部。在胃部中，鞣酸和胃酸聚合形成胶状的凝结物，并和蛋白质、果胶等附着组合，慢慢硬化成"石头"，形成结石，引起胃胀或胃痛。这种情况在医学上还有一个专业名词，叫"胃柿石"。

当然，也不用过于担心。临床上因为吃柿子导致的意外，一般主要见于有胃手术史的人群，且以空腹食用柿子为主。如果吃的是脱涩处理的柿子或者已经熟透的柿子，是不用太担心这种问题的。

◉　车厘子自由，可不要贪吃？

2019 年大年初三，一位女士在这个新年里实现了"车厘子自由"。单位发了 2 箱车厘子，她把车厘子带回家，并将全部车厘子洗好，一边追剧一边畅快地吃着车厘子，享受着春节假期。

两天后，突然一阵剧烈的腹痛袭来，她在上厕所时发现自己排下来的大便居然是鲜红色的液体。这一天，她来来回回跑了七八趟厕所，接近虚脱。

家人赶紧将她送去医院。经过一系列检查都没发现问题，直到在医生的反复追问下，这位女士才想起来，在之前不到 4 天的时间里，她吃掉了将近 2 箱车厘子。最终，她被诊断为过量食用车厘子导致的急性胃肠炎。

因为这个案例的出现，再加上近些年有不少因过量食用车厘子导致中毒的新闻，所以网络上出现了车厘子含氰化物的传闻。那车厘子真的含有剧毒氰化物吗？

确实有。因为车厘子属于蔷薇科核果，多数蔷薇科核果的核都含有一种叫"氰苷"的物质。氰苷本身是没有毒的，只有在咬破后发生水解才会产生有毒的氰化物。氰苷主要存在果核里，果核很硬，很难咬碎，因此正常情况下不会发生氰化物中毒。

所以，吃车厘子千万不要把核给咬碎了。另外，吃车厘子要尽量控制住量，不要一次性吃太多。因为吃车厘子是连着皮一起吃的，我们在清洗时往往很难将果皮上的农药和细菌彻底清洗干净，可能会导致恶心和腹泻等症状。

◉ 一个榴莲顶三只鸡？

榴莲，号称"水果之王"，不仅口感特别，而且价格也非常昂贵。此外还有一种说法叫做"榴莲刺客"和"报恩榴莲"，意思就是剥开榴莲之后，如果果肉很小，就像在你心头捅上一刀；如果果肉丰富，那就一定是你做了好事，这颗榴莲赶来"报恩"。

对于榴莲的评价一直是两极分化，喜欢吃的人会觉得榴莲特别香、特别好吃；不喜欢吃的人则觉得榴莲的味道难以忍受，奇臭无比。但不得不承认的是，榴莲这些年确实很受欢迎。甚至有人说榴莲可以治痛经，痛经的时候吃个榴莲瞬间就好了。榴莲真有这么神奇吗？

榴莲的糖分高、热量高，摄入糖分可以促使体内大量分泌多巴胺，而多巴胺又恰恰是一种能让人心情变好的神经传导物质，所以有痛经的女性朋友在食用榴莲后就会使心情变好，并缓解疼痛所带来的心情焦虑与烦躁感。

榴莲虽然能让心情变好，但一定要适量食用。因为榴莲的热量真的不容小觑，甚至有人用"一个榴莲顶三只鸡"来形容它的热量。

事实上，"一个榴莲顶三只鸡"这个说法并不靠谱。毕竟这两者一个是水果，一个是肉类，放在一起比较没有实际意义，而且这两者的营养也不能相提并论。榴莲的成分里几乎没有动物所含的蛋白质和脂肪等营养素，而鸡的脂肪、蛋白质、胆固醇、铁和锌等成分都高于榴莲，所以这个说法很牵强。但是榴莲的营养的确很丰富，蛋白质含量为 2.7%，脂肪含量是 4.1%，碳水化合物含量为 9.7%。

以 600 g 榴莲果肉为例，如果将其全部吃下去，大概等于吃进去 20 g 的脂肪和 170 g 的碳水化合物，约等于摄入 879 千卡的能量。所以，对于高血脂、高血糖和高血压人群而言，榴莲是很不友好的。此外，糖尿病患者和需要控制体重的人也要尽量少吃。榴莲里的钾含量很高，对于合并有高钾血症的肾病患者而言，容易加重病情，这类人群也要少吃。

参考资料:

[1]《三岁小孩吃柿子伴牛奶身亡》,央视网,2014-12-2, news.cctv.com/2014/12-02/VIDE1417504439654891.shtml.

[2]《3岁女孩空腹连吃8个柿子,胃里取出8 cm结石》,上游新闻,2022-11-02, baijiahao.baidu.com/s?id=1748347011566640161&wfr=spider&for=pc.

[3] 赵贝塔、刘邻渭、李旋等:《柿单宁在模拟胃液中的絮凝特性研究》,《西北农业学报》2014年第1期。

[4]《女子5天吃掉6斤车厘子 小腹绞痛一夜"血便"20多次》,央视网,https://baijiahao.baidu.com/s?id=1625336578154391354&wfr=spider&for=pc.

[5] 任晓丹:《甜樱桃核化学成分及生物活性的研究》,天津科技大学硕士学位论文,2015.

[6] 刘冬英、谢剑锋、方少瑛等:《榴莲的营养成分分析》,《广东微量元素科学》2004年第10期。

[7] Lozowicka B.,Jankowska M., Hrynko I., "Removal of 16 pesticide residues from strawberries by washing with tap and ozone water, ultrasonic cleaning and boiling," *Environmental Monitoring and Assessment* 188, No.1(2016):51.

[8]《2022年第一次国家农产品质量安全抽检总体合格率为97.7%》,农业农村部网站,2022-05-06,https://www.moa.gov.cn/xw/zwdt/202205/t20220506_6398515.htm.

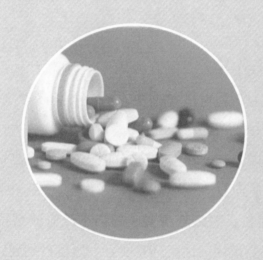

药物篇

消炎药就是抗菌药吗?

光明网在 2021 年 6 月 8 日发布了一则新闻:一名 37 岁的广西女子因为发烧后乱吃了"消炎药",全身溃烂、体无完肤,结果被送进医院 ICU 抢救。

原来,这名广西女子在入院五天前,无故突发高烧,最高体温达到 39 ℃,还出现了牙痛、头痛、恶心呕吐的症状。因为出现发高烧、牙痛、头痛的症状,这名广西女子的第一反应就是自己扁桃体发炎了,以为吃些解热镇痛的消炎药就能好。她自行到药店挑选了一款所谓的"消炎药"。回家吃了药之后,可怕的事情发生了——她不仅没有退烧,反而开始浑身长红疹子!不光是脸上、脖子上、四肢、躯干的红色丘疹、水疱越来越多,她之后还出现了消化道出血、血便的症状!她全身的水疱不断破裂、糜烂,甚至连双眼的上下皮肤也发生粘连,无法正常睁开眼睛。除此之外,眼睛、嘴唇、口腔深处的皮肤黏膜溃烂、渗出一大堆分泌物,痛得她没办法翻身移动、开口说话。

到达医院之后,医生进行了诊断。这位"体无完肤"的女子患上了皮肤过敏中最严重的一种类型——大疱性表皮松解症,甚至需要专家为她进行人工保护皮肤。皮肤过敏背后的元凶居然是她服下的"消炎药"。

很多时候，我们都觉得身体生病了，就是有炎症。只要消了炎，病就能好了。所以当身体出现红肿、发热、疼痛时，大批的人就着急忙慌地准备击退炎症。

可是，引起炎症的原因太多了。比如细菌、真菌、支原体，又或者是病毒，还有可能是过敏。所以，辨认不清、吃错所谓的"消炎药"，不仅解决不了病痛，还有可能出现药物过敏。这对身体的危害真不小！

◎ 什么是消炎药和抗菌药？

消炎药一般指的是能够抑制炎性因子的产生和释放的药物。它先是利用药物抑制了炎性因子的产生，从而使炎症减轻或者消退，这样就能减轻炎性因素导致的一系列症状。

抗菌药又叫抗生素，是指具有杀菌作用的药物。它并不直接对炎症发挥作用，而是把矛头对准了引起炎症的细菌"大军"。有的抗菌药可以抑制病原菌的生长，给机体消灭病原体争取时间，有的还可以直接杀灭病原菌。

◎ 消炎药和抗菌药有什么区别？

炎性反应以发红、肿胀、发热、疼痛和机能障碍为主。一般来说，炎症分为两种：无菌性炎症和感染性炎症。

这个时候，消炎药与抗菌药的区别就显现出来了：能对付无菌性炎症的药物就是消炎药；而抗菌药一般都是用来治疗一些细菌感染性疾病的。

既然抗菌药只能对付引起炎症的细菌，所以它并不是万能的。对于那些并非细菌引起的感染，抗菌药是不起作用的。比如由病毒感染引起的病毒性感冒，就不能用抗菌药。不分病情就胡乱使用抗菌药，不仅不对症，反而容易扰乱体内正常的菌群环境，造成菌群失调。长此以往，正常的有益细菌被杀灭，我们的抵抗力就会下降。

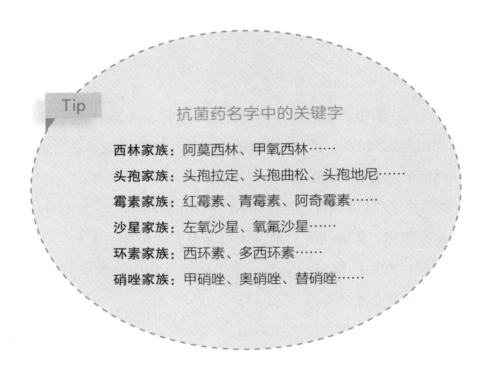

Tip

抗菌药名字中的关键字

西林家族： 阿莫西林、甲氧西林……
头孢家族： 头孢拉定、头孢曲松、头孢地尼……
霉素家族： 红霉素、青霉素、阿奇霉素……
沙星家族： 左氧沙星、氧氟沙星……
环素家族： 西环素、多西环素……
硝唑家族： 甲硝唑、奥硝唑、替硝唑……

● 消炎药有且只有2种

1. 非甾体抗炎药

我们大家都很熟悉的阿司匹林、对乙酰氨基酚、布洛芬等就属于这一类药物。相比于喜欢一家人整整齐齐起名的抗菌药，非甾体消炎药取名就比较有个性，没有什么规律。

2. 甾体类抗炎药（糖皮质激素）

这一类药物的名字一般以"松"字结尾，比如，可的松、地塞米松、泼尼松，等等。它们能够起到收缩血管的作用，缓解局部血管充血，降低多种炎症介质的释放，从而缓解炎性症状。

不过别以为只是不能乱吃抗菌药，甾体类抗炎药也不能多吃。这是因为炎性反应是我们身体的一种防御机制，它就像是一种对外界病原体的保护作用。过分依赖甾体类抗炎药的话，会导致身体对外界病原体的抵抗力下降，从而引起感染扩散等不良反应。

◉ 吃抗菌药需要注意什么？

1. 是否过敏

一般来说，β- 内酰胺类抗菌药中的青霉素类和部分头孢类抗菌药需要做皮试。这是因为这类抗菌药在生产过程中或因结构本身的不稳定水解，容易产生引起机体过敏的物质。这些物质在被人体吸收后，会被机体免疫系统识别为异物，从而引起强烈的过敏反应，例如皮疹、恶心、呕吐，严重的还会引起呼吸道痉挛导致窒息，危及生命。所以在使用药物之前，我们需要做一下皮试。一旦发现有严重的皮肤瘙痒、皮疹等症状，就要立即停药。如果症状加剧，应立即寻求医疗帮助。

2. 注意人群

（1）儿童

喹诺酮类抗生素、四环素类抗生素、肾上腺皮质激素类等药物会影响儿童骨骼发育。因此在用药前，一定要谨遵医嘱，不要私自使用。

（2）哺乳期妇女

在哺乳期用药时，我们需要注意 L1~L5 五个级别：L1 最安全；L2 较安全、没有发现明确副作用；L3 需要衡量药物的利大于弊时才能使用；L4 可能危险、需要判断其他安全药物不能用或无效后才选择使用；L5 禁止用于哺乳期女性。

青霉素类、头孢菌素类抗菌药，比如阿莫西林或头孢拉定，进入血液循环以后，在乳汁中的含量偏低，会相对安全点，这类药物属于 L1 级。如果哺乳期妇女对这两类药物过敏，可以选择安全级别相对较高的 L2 级药物，比如阿奇霉素。

（3）年老体弱的人

年老体弱的人群肝肾细胞数量减少，肝肾代谢功能下降，药物容易积蓄在体内。红霉素、新霉素、四环素等常见药物有一定的毒性，年老体弱者难以完全代谢，所以不建议使用。

◎ 服用非甾体抗炎药需要注意什么？

当需要长期服用解热镇痛的非甾体抗炎药来治疗慢性疼痛时，要注意以下 3 种药物的区别以及降低药效的禁忌行为。

1. 对乙酰氨基酚

解热效果佳，但镇痛作用一般。对于牙痛、骨关节炎、痛经的作用不如阿司匹林、布洛芬。

2. 布洛芬

既能解热，又能止痛。但是妊娠期及哺乳期的妇女、6 个月以下的儿童及哮喘患者禁用。它会刺激到胃肠道，最好在餐后服用。

3. 阿司匹林

安全性不及布洛芬，平时仅用于风湿性关节炎的治疗。建议有消化道溃疡等胃肠道疾病、出血性疾病的朋友绕开阿司匹林。如果是普通的片剂药，那么餐前、餐后服用都可以；如果是肠溶片的话，建议餐前服用。这是因为空腹状态下，胃内是酸部环境，阿司匹林肠溶片不会在胃内溶解，等它到了小肠内，中性和弱碱性环境开始溶解肠溶片的"外衣"，药物慢慢吸收入血。

在口服非甾体抗炎药期间，我们不能喝咖啡和可乐，因为咖啡和可乐含有咖啡因和可卡因，这两种物质都会刺激胃酸分泌，从而对胃黏膜产生刺激。服药期间喝咖啡和可乐不仅会增加胃肠道刺激、影响肝脏和肾脏对药物的代谢，还会降低药效。

另外，在服用非甾体抗炎药的过程中不能饮酒。非甾体抗炎药物和酒精同时进入体内时，会对人体产生协同作用，不仅会降低药效，还容易加剧胃黏膜的损伤，导致胃出血、胃穿孔等。

知识延伸　　　　糖皮质激素的副作用

长期服用糖皮质激素会出现一系列的副作用。

1. 代谢紊乱

长期服用糖皮质激素容易引起水盐代谢紊乱，通常会伴有身体浮肿、皮肤变薄、满月脸、向心性肥胖等症状。

2. 抑制机体免疫功能

长期服用糖皮质激素会使机体免疫力下降，使体内潜在的感染灶扩散，机体防御功能进而降低。

3. 诱发心血管系统并发症

长期服用糖皮质激素可导致水钠潴留、血脂升高，诱发动脉粥样硬化、高血压等疾病。

4. 影响体内钙稳态

长期服用糖皮质激素还会抑制成骨细胞活性，增加钙、磷排泄。尤其是大剂量使用糖皮质激素，还可能引起骨质疏松、股骨头坏死等不良反应症状。

总结一下，很多家庭常备的阿莫西林不是万能药。最好的方法就是看一下药品说明书：消炎药的说明书会有"解热镇痛"等字眼，而抗菌药的说明书会有"感染"之类的字眼。

参考资料：

《疏忽了！女子发烧后去药店吃了这个，致全身溃烂体无完肤》，光明网，https://m.gmw.cn/baijia/2021-06/09/1302347882.html.

吃降压药为什么会脑出血？

64 岁的余先生，确诊二级高血压已经 9 年多了，血压值一直在 175/98 mmHg 左右。

有一天，老余昏迷在家中，被家人紧急送到医院。一测血压，居然达到了 200/100 mmHg。不止如此，头颅 CT 提示基底节区的脑出血，已经达到了 50 ml，急需手术。但是即便手术也只是抢救生命，会留下偏瘫、失语等并发症。

泪如雨下的家属拉着医生，百般乞求，希望医生能把老余救回来。而医生就问了一句："血压这么高，之前有没有高血压？有没有吃降压药？"

"这，好像有吃过，最近不知道吃没吃。"

再深究下去，原来 9 年前，医生给老余开了一款长效降压药，每天只需服用一次。老余吃了之后，发现高血压给他带来的不适症状逐渐消失，便断断续续服药：感觉头晕头疼了，才吃一颗降压药；如果最近身体没什么不舒服，就干脆不吃降压药。

"这也太胡闹了吧！"医生眉头紧锁，质问老余的妻子。

妻子泪眼婆娑，开始抽泣："一开始，我也不知道他根本没好好吃药。他几乎从来不量血压，家里人怎么能发现他的问题呢！"

"后来时间久了，我才慢慢注意到不对劲。有时候他会吃一颗降压药，有时候几天也不见他吃。家里的降压药，消耗得很慢。我问他要不要买新的，他还说不用。我这发现他自己乱停药！"妻子对医生说出了实情。

旁边的家属也点头附和："家里人不知道的那段日子里，我看老余也没什么大事，就没说他了。再说了，是药三分毒，我们想着少吃点药，对身体也好哇！万一吃出耐药性了……"

患者自身靠断断续续服药一时控制血压波动，家属知晓后也不加劝阻的行为，老余一家子坚持了 9 年。

医生一听这话，找到了老余脑出血的原因。长期血压控制不佳，血压剧烈升高，导致血管破裂，最终出现了高血压性脑出血！

此时，说什么都迟了。患者在抢救室内的状况越来越危急。在医生解释下，弄清原委的家属们万般悔恨，纷纷表示等老余渡过难关之后，一定好好训斥、教育他。可惜，老天爷没再给他们这个机会，老余最终因抢救无效离开了人世。

所以正确服用降压药、控制我们的血压，对于高血压患者来说尤为重要！就像上文的余先生，在 9 年来的服药过程中犯了以下 3 种错误，这也是不少高血压患者的通病。

1. 随意更换降压药

医生开出的降压药吃完了之后，余先生发现药店里面不同名字的降压片价格更便宜。反正药物说明书都明确了可以治疗高血压，之后他就自行更换了降压药。

他并不知道自己之前吃的是长效降压药，自行购买的另一款降压药属于一天吃三次的短效降压药，而他还是每天吃一次，这就导致血压剧烈波动。

2. 没有定期测量血压

自打确诊了高血压，医生就告知患者需要坚持定期监测血压。但是，余先生觉得自己身体没有什么不适，而且自己也坚持服药了，就没有做到这一点，以致于自己都没发现身体的异常。比起患者的个人感觉，坚持定期、规律测量血压更能体现出血压控制情况。

3. 饮食习惯差

余先生在服药的 9 年前，经常管不住嘴，吃一些重油盐、高脂肪、高热量的食物，时不时还会喝些白酒。长期不控制饮食、饮酒，则会使血脂升高，容易出现血管堵塞和动脉硬化，影响血管健康，导致病情雪上加霜。

◉ 服用降压药的 5 大误区

1. 贵的降压药，效果更好

市面上的降压药五花八门，价格参差不齐。一些高血压患者会有一个错觉：一定要买贵的降压药，效果更好一些。事实真的如此吗？

其实，降压药可以分为 6 大类：

（1）地平类（CCB 类）

适合绝大部分的高血压患者，尤其是老年人，以高压升高为主的高血压患者。

优点：可以跟其他几大类降压药联合使用。

缺点：副作用为心慌、头痛、下肢浮肿、心跳快。

（2）普利类（ACEI 类）

适合以低压升高为主，或是高血压合并糖尿病的患者。

优点：不仅能降压，还能消除蛋白尿，治疗冠心病、心肌梗死等疾病。

缺点：不能跟沙坦类降压药联用，备孕、怀孕女性禁用。 副作用为干咳、血管性水肿，需监测血钾、肾功能。

（3）沙坦类（ARB 类）

适合低压升高为主、高血压合并糖尿病的患者。它也能治疗冠心病、心功能不全、心肌梗死等。

也许你已经发现了，普利和沙坦这两类药物的作用一样啊。正是因为沙坦类跟上面所说的普利类药物太相似了，所以二者能换着吃，却不能一起用。服药后也须监测血钾、肾功能。

（4）利尿剂

这一类降压药中最常见的就是氢氯噻嗪，尤为适合顽固性高血压患者。

优点：排尿作用强。可缓解心衰患者的胸闷憋气症状，经常与地平、普利、沙坦类降压药联合使用。

缺点：降压力度相对较弱，且没有血管保护作用。其因有利尿性，所以有可能导致电解质紊乱。服药后需要注意监测电解质。

（5）洛尔类（β受体阻滞剂）

很少单纯用于高血压患者。它可抑制心肌收缩力，能治疗心绞痛、快速心率失常等疾病。

优点：心血管治疗常用药，是心衰治疗、心肌梗死治疗的基础。可以联合普利、沙坦、地平类降压药使用。

缺点：副作用为体位性低血压、支气管痉挛、心功能抑制。

（6）其他

所有不能归纳在以上 5 种的降压药，都全部归属于这一类，比如中枢性的降压药可乐定。目前还有一些临床研究阶段的降压药，相信未来会出现更多效果更好、使血压更平稳、副作用更少的降压药。

那么，降压药越贵就越好吗？或是上述 6 类中的某一类的降压药一定是最好的吗？答案是否定的。这根本就不存在着最好的降压药，只有最适合自己的降压药。

最适合自己的降压药 = 长效降压 + 对于自身的副作用小 + 保护更多的脏器、血管。患者如有其他心血管疾病，选择的降压药不但要能降压，还要能治疗这种疾病。

2. 吃了降压药，降压效果就会好

一般来说，血压最好控制在 140/90 mmHg 以内，老年人群高血压最好控制在 150/90 mmHg 以内。有些患者有合并症，血压可能要控制得更低，比如肾病、糖尿病患者要控制在 130/80 mmHg 以内。

3. 血压降得越快，就越好

中老年人群的血压下降过快、过低，反而容易发生缺血，甚至有可能并发脑梗死等严重后果。所以平稳降压比降压过快、过低要更安全。许多降压药需要服用几天才能达到有效浓度，所以不要期望降压药一吃下去，血压就能立刻降到正常水平。

4. 降压药吃久了，会有耐药性

降压药不是杀灭细菌的抗生素，高血压也不是细菌感染。服用降压药的目的是控制血压、保护靶器官，所以没有耐药性这一说法。但是如果不注意生活方式的调整，血压的确会越来越难降。

对于患者来说，定期监测血压以供医生参考，从而适时调整降压药的剂量和种类，以达到更好的血压控制效果。

5. 血压回归正常了，可以停药了

原发性高血压是不能被根治的，绝大部分的高血压患者需要终身服药。血压高了就吃药，血压回归正常了就自行停药的话，容易导致血压总是处于波动当中，而并发症大多数是在血压波动时发生的。许多降压药需要几天才能达到血药浓度的峰值，所以降压不能急；同样，停药之后，一两天可能血压还正常，是因为血药浓度的下降也需要时间。

患者就算自己的血压已经比较低了，也不能自行停药，而是该去咨询医生，在医生指导下减少药量，监测血压。

糖尿病患者血糖稳定后能停吃降糖药吗?

一天，41 岁的刘女士突然感觉自己老是口渴想喝水，头也有点发晕。一开始，她还以为是最近天气炎热，自己又有些劳累，这才引起的不舒服。可是休息了好一阵之后，她还是觉得不舒服。

休息了一番之后，刘女士口渴、头晕的症状不但没有消失，还恶心呕吐了几次。她正想着要不要喊家里人过几天陪自己去医院检查看看，突然眼前一黑，晕了过去……

当刘女士再次睁开双眼的时候，她看见了抢救室里医生、护士忙碌的身影。此时的她，还不知道自己经历了什么。

原来，家人发现晕倒的刘女士之后，立马叫来了救护车，赶到医院。

血糖 25.7 mmol/L，尿酮体提升 3+，血气分析提示 pH7.395，糖化血红蛋白 7.9%。联系刘女士的糖尿病史，医生一看这些数值，就考虑是糖尿病酮症酸中毒。

"患者平时正常服用降糖药吗，是不是自行停药了？在家会自己测血糖吗？"医生询问患者家属。

"医生，我没完全停药。就是隔几天吃一次。"刘女士面对医生的问询，作出了真实的回答。

"是这样的。今年我家在忙着装修房子。有一次，我忙着忙着，居然忘了吃降糖药。等想起来的时候，我吓了一跳，赶紧去小区外边的诊所那里测了一下血糖，结果还挺意外的！我三天没吃降糖药，血糖也不高！"刘女士一五一十地给医生描述了当时的情景。

"我本来以为血糖都要爆表了，结果发现血糖跟之前差不多。后来吧，因为装修新房子的时候，我两边来回跑，有时候一着急，就没带降糖药。但感觉没什么大事，反正少吃几天，血糖也不升，估计是稳定了吧。所以我家人都不知道呢。"刘女士的话为医生找到了患者血糖控制不佳、出现酮症酸中毒的真正原因！

不光是刘女士，很多糖尿病患者都有过类似的经历。那就是本需要天天服用的降糖药，偶尔漏吃几次，自己的血糖居然没有大幅度升高，从而给患者营造出一种"血糖稳定了，可以自作主张减少服药次数"的错觉。

其实，这正是服用降糖药过程中一种极具迷惑性的现象！

打一个比方，一个从来不运动的人突然参加 5 公里越野跑步比赛的话，这个人很难坚持跑完全程。再经过一段时间的锻炼、适应之后，他慢慢就能习惯 5 公里越野跑步的运动量，直至完成比赛。但是他一旦停止锻炼一段时间之后，再想跟之前一样轻松跑完全程就很困难了。

这跟降糖药发挥作用的原理也很类似。

糖尿病有 2 种：1 型糖尿病和 2 型糖尿病。1 型糖尿病是胰岛 β 细胞被破坏，导致胰岛素绝对缺乏，引起血糖升高的一种代谢性疾病。2 型糖尿病是遗传和环境因素引起胰岛素分泌不足和胰岛素抵抗，导致血糖水平增高的一种慢性病。

那么，降糖药的作用原理是什么呢？对于 1 型糖尿病患者来说，它可以激活、调动残存胰岛细胞的分泌功能，帮助我们身体分泌出更多的胰岛素，使过高的血糖下降。对于 2 型糖尿病患者来说，服用降糖药可以减轻胰岛素抵抗，促进外周组织对葡萄糖的利用，同时还可以使肝脏释放糖原、增加糖原的储存，以此维持血糖稳定。

由此可见，这个过程是循序渐进的。初次服用降糖药之后，效果并不立竿见影，有一定的滞后性。等到 1~2 周之后，患者血糖才逐步下降，趋于稳定。

停止服用降糖药，其效果也会有一定的滞后性。我们可以理解成胰岛细胞对降糖药有"记忆效应"。在这段时间里，胰岛细胞依旧保持着较强的分泌功能，维持血糖平衡。但是，"记忆效应"是会消失的，等到那时候，血糖迅速反弹，日后就会变得更加难以控制了。

像刘女士这样断断续续服药，被降糖药的"记忆效应"所迷惑的患者，就是吃了这个亏！长期如此的话，对自己的身体伤害巨大！

◎ 降糖药分哪几种？该怎么服用？

1. 磺脲类

典型代表：瑞易宁、亚莫利、优降糖等。

用法：必须餐前服用。

特点：有发生低血糖的副作用。患者外出时最好带上糖果，防止低血糖发生。

2. 双胍类

典型代表：二甲双胍、苯乙双胍。

用法：餐前、餐后服用均可，但空腹服用，降血糖的效果更佳。

特点：肥胖超重糖尿病患者首选用药。即使加用其他降糖药、打胰岛素，也可使用此药。副作用为胃肠道刺激。肾功能不全患者禁用。

3. 格列奈类

典型代表：瑞格列奈、那格列奈。

用法：餐前第一口服用。

特点：药物代谢快，发生低血糖的概率比磺脲类药物少。

4. 格列酮类／胰岛素增敏剂

典型代表：罗格列酮、吡格列酮。

用法：餐前、餐后服用都可。

特点：有体重增加、呼吸困难的副作用。心衰、水肿、肝功能不全者禁用。

5. 糖苷酶抑制剂

典型代表：阿波卡糖、伏格列波糖。

用法：餐前第一口服用。

特点：有胃肠胀气的副作用。

◉ 服用降糖药的 4 大误区

1. 血糖稳定了，可以不吃药

患者自行停药之后，血糖看似正常，且在一段时间内都较为稳定，致使不少人以为自己的糖尿病根治了，但其实糖尿病是无法根治的。确诊糖尿病的患者是自身的胰岛功能出现问题了，通过药物维持，患者的血糖可以稳定在正常范围内，但药物无法逆转患者自身胰岛功能，使其恢复健康。

自行停药、忽视测量血糖，使患者血糖异常升高、波动过大，容易导致一系列糖尿病并发症，对患者身体产生致命损害。

2. 用药量越大，血糖控制越好

患者由于害怕自己血糖过高，企图通过自行加大药量的方式来控制血糖的行为，对身体的损害更大。

无视医嘱，自行加大药量的话，患者很有可能出现心慌、乏力、出冷汗等低血糖反应。严重的话，患者甚至出现休克、卒中、心肌梗死等心脑血管并发症。另外，这种自行随意增减药量的行为，不利于维持血糖稳定。长期如此，患者反复、剧烈地血糖波动，自身也失去了对血糖稳态的自调节能力，不利于身体恢复，反而更容易出现一系列并发症。

因此，调整药量的工作只能交给熟悉患者具体情况和药物特性的专科医生。

3. 漏吃了降糖药，事后补一颗

在长期服用降糖药的生活当中，偶尔可能会出现漏服药的情况，那么这时赶紧补吃一颗，可以吗？

由于降糖药物的种类众多，不同药物的降糖原理各有不同，所以需要分情况而论。

比如大部分长效降糖药，漏服药之后赶紧补上一颗的话，对身体的影响是不大的。可是如果漏吃了短效降糖药的话，就并非如此了。有一种短效降糖药叫做阿卡波糖，它一般是在餐前服用，能够控制当餐血糖。如果在餐前漏吃了阿卡波糖的话，吃完饭后再补一颗的意义就不大了。大家要是拿不准能不能补吃降糖药的话，可以暂时不补吃。胡乱补吃降糖药，所引发的副作用比一时的血糖升高更危险。

最安全的办法就是不漏吃药。平时可以使用分格药盒、服药打卡、服药闹铃提醒等方法，督促自己按时服药。

4. 降血糖只靠服药，无须控制饮食

饮食治疗是糖尿病治疗的基础。只有通过饮食治疗、服药等方法并行，才会使胰岛 β 细胞的负担变小，治疗效果更好。一边不控制饮食，一边多吃降糖药的行为，可能会加速糖尿病的进展。

糖尿病本身并不致命，可怕的是它的并发症。糖尿病患者的生存质量主要取决于好好吃药！

感冒药该怎么吃？

2022 年 10 月 11 日，光明网发布了一篇新闻。一个 11 岁的女孩出现咽喉疼痛的症状，最近气温骤降，家长就给孩子买了一款感冒药。没想到吃药之后，女孩的症状不仅没有减轻，还逐渐加重了。家长心里很焦急，于是又在药店售货员的推荐下买了几款新的药物——止痛药、消炎药、复方感冒药、咽炎药。

短短 2 天内，孩子混合吃了 4 种药，感冒不仅没有好转，又出现了呕吐、腹痛的症状。家长一看孩子这样，便觉得之前吃的药都没有效果。家长给孩子又买了抗病毒感冒药、胃药等 3 种药，继续喂给她吃。

吃过 7 种药的孩子，症状还没有好转。被送到医院之后，医生发现孩子因为服用多种药物，出现了严重的肝功能损害。直到相关新闻报道在网上阅读量已超过 1 亿，差一点就肝衰竭的女孩还在住院治疗中。

感冒药能有这么大的惊天威力吗？感冒了，到底该怎么吃感冒药？

◉　普通感冒与流行性感冒

经常跟普通感冒弄混的就是流行性感冒（简称"流感"）。它俩的病因、表现、治疗方式各有不同。

普通感冒其实就是医生常说的上呼吸道感染，是由鼻病毒、副流感病毒、呼吸道合胞病毒、冠状病毒、腺病毒等引起的鼻腔、咽或喉部急性炎症。

一般来说，普通感冒的患者会出现鼻塞、打喷嚏、流鼻涕、发烧、咳嗽、头痛等症状。这种感冒有自限性，传染性偏弱。

普通感冒也是由病毒引起的，但我们很难知道是哪一种病毒，自然很难精准施策。所以如果患者患的是普通感冒的话，吃药并不能缩短病程。不吃药、仅靠自身抵抗力的话，大部分一周时间之后也会慢慢自愈。

流行性感冒主要是由甲、乙、丙三种流感病毒引发的疾病。

得了流行性感冒之后，患者全身怕冷，发高烧（往往超过 39℃），肌肉酸痛、乏力。流行性感冒的传染性更强一些，经常表现为聚集性发病。

如果患者患上的是流感的话，因为病毒比较明确，所以我们可以吃一些主要针对流感病毒的抗病毒药物，比如奥司他韦。这些药物成分可以抑制病毒复制。

患者服药之后，不仅有利于自身恢复，也有利于控制大规模流行的流感病毒继续"横行霸道"。

如何鉴别普通感冒和流感呢？

一般来说，病毒学检查是确诊的金标准。不做这种检查的话，就看看自身症状、周围人群有没有类似的症状来做个简单的分辨。

◉ 感冒药这么多，应该怎么选？

市面上的感冒药种类繁多，使人眼花缭乱。普通人一年之内，可能都会感冒几次。到底应该怎么选感冒药呢？哪一种感冒药的效果最好？

其实，市面上很多的感冒药就是把各大有效成分进行不同的排列组合。先看看自己有哪些症状，再对着症状来看成分就好了。

1. 鼻塞

原理：我们的鼻腔黏膜下浅层密布着毛细血管网。病毒感染之后，鼻黏膜通透性增加、毛细血管扩张，干的就是消灭病原体的活。在无声的硝烟中，产生了大量的鼻涕。所以如果感觉鼻子实在堵塞得难受，可以吃点药来收缩上呼吸道毛细血管，消除鼻咽部黏膜充血，减轻鼻子不通气的症状。

代表药物成分：伪麻黄碱、去氧肾上腺素。

2. 流鼻涕

原理：感冒之后，我们人体里一种叫做"组胺"的家伙就开始捣乱了，让人想打喷嚏、流鼻涕。服用一些抗组胺的药物可以阻断组胺受体，抑制血管扩张，减轻不适症状。

代表药物成分：马来酸氯苯那敏、苯海拉明。

3. 发烧、头痛、咽痛、肌肉酸痛

原理：此时就需要解热镇痛药物了。它可以减少前列腺素合成，帮助人体退热，缓解疼痛不适的症状。

代表药物成分：布洛芬、对乙酰氨基酚、阿司匹林、双氯芬酸。

4. 咳嗽

原理：当气管、支气管黏膜、胸膜受到了刺激，人体就会自动开启清除呼吸道异物、分泌物的保护机制。所以如果感冒患者实在咳得难受，就可以使用中枢性镇咳药来抑制延髓咳嗽中枢。

代表药物成分：右美沙芬。

5. 喉咙有痰

原理：气管、支气管黏膜受到刺激之后，会产生不少呼吸道异物、分泌物。使用一些稀释痰液、促进呼吸道黏膜纤毛运动的药物，能便于我们咳出痰液，舒张支气管，缓解不适。

代表药物成分：愈创木酚磺酸钾、溴己新。

6. 困乏

原理：服用一些中枢兴奋剂，一来可以帮助我们对抗萎靡的精神状态，二来可以抵消抗组胺药物所带来的镇静作用。

代表药物成分：咖啡因。

看到这里，大家可能就明白了。

吃感冒药，只是让我们在感冒期间更加舒服一些罢了。吃这些含有各类有效成分的感冒药，并不会改变感冒的自然病程。指望着吃了感冒药，本来一两周才会好的感冒立马就能好，是不可能的。

为什么不能随便乱吃感冒药呢？因为很多感冒药所搭配的有效成分是重合的。所谓复方，就是药厂将几种药物重要的成分搭配在一起。最有代表性的就是大部分人耳熟能详的"白加黑"：白天吃的"日片"，主要含有咖啡因，可以让你兴奋不困；而晚上吃的"夜片"，主要含有苯海拉明，本身是抗组胺药，能够进一步减轻感冒期间的鼻塞、流鼻涕、打喷嚏症状，同时又具有镇静安眠的作用，所以刚好适合晚上吃。而白天如果添加苯海拉明，就会加重困倦，特别是对于操作危险设备的人员，如果吃了含有这种成分的感冒药，就会有安全隐患。

每种复方药，虽然名字听起来天差地别，但是里面的成分有很多重复。比如大家都熟悉的"维 C 银翘片"，听起来好像是中成药，但其实它是一种典型的复方药，主要成分是对乙酰氨基酚。而大家都熟悉的"999 感冒灵"，同样含有对乙酰氨基酚，只是搭配的中成药略有不同。

如果同时吃几种感冒药，很容易服用过量药物，致使药物肝毒性损害我们的身体。

◎ 感冒了，吃抗生素好得快吗？

不少人感冒了之后，感觉身体特别不舒服，就想服用生活中的万能抗生素，认为吃了抗生素之后，炎症退得快，自己身体也好得快。事实真的如此吗？

抗生素只能杀菌，而杀不了病毒。无论是普通感冒，还是流行性感冒的病因，大家都能发现里面都是各种病毒在作乱！在患者没有合并细菌感染之前，使用抗生素就等于让它走错了片场，不仅毫无作用，还容易出现抗生素滥用、加重耐药细菌出现的局面。

虽然感冒引起肺炎、心肌炎等疾病的概率并不大，但是判断是否出现细菌感染的活，我们还是交给医生吧。

◉　感冒药能不能预防感冒？

　　感冒，这种大多数普通人在每一年当中可能都要经历几次的疾病，虽然明知道它迟早会好，但真得了感冒之后又实在难受。有些人开始动了一种心思：吃点感冒药来预防一下吧。感冒药，真的可以预防感冒吗？

　　答案是否定的。

　　有这种思路的人，就好比觉得吃降压药可以预防高血压，吃心脏病药可以预防心脏病。本来感冒药就只能缓解症状而已，提前吃一些感冒药，不仅不能预防感冒，还有可能刺激胃肠道。真想预防感冒的话，只能提高自己的免疫力。

参考资料：

《女孩感冒，家长喂了7种药，结果肝严重受损》，光明网，https://m.gmw.cn/baijia/2022-10/11/1303170145.html.

食物能和药物一起吃吗？

武汉 58 岁的汪先生因为爱吃柚子，而患上了横纹肌溶解综合征。

当时正值柚子大量上市的季节，爱吃柚子的汪先生每天都吃一整个大柚子。经过几天大饱口福后，汪先生突然感觉四肢酸痛、手脚无力。之后，他的症状越来越严重，甚至连路也走不动了。家人发觉不对劲，就带着汪先生去医院检查，发现他的肌酸激酶高出正常值 5 倍。

横纹肌溶解综合征是一种严重的肌肉组织受损疾病。这种疾病的病因大多和过量运动、肌肉挤压、肌肉缺血、代谢紊乱、药物毒物、感染等相关。如果耽误了病情，就会导致毒素累积在肾脏内，引发急性肾损伤。此时，有 30% 的可能性出现急性肾衰竭。病情严重的话，患者甚至可能需要接受肾脏移植手术。

可奇怪的是，汪先生近期既没有做过高强度的运动，也没有意外受伤。问题到底出在哪里呢？

医生经过询问，原来汪先生在 3 个月前患上了高脂血症。医生开出了阿托伐他汀，让患者服用。患者在出现症状之前，就已经连吃柚子和阿托伐他汀一周了。可他并不知道，自己每天服用的药物具有的副作用之一就是引起横纹肌溶解综合征，导致病情雪上加霜的就是柚子！因为柚子的柚皮苷、柚皮素里有一种能够抑制肝脏中的一种特殊酶——细胞色素 P4503A4 酶，这是一种对很多药物进行代谢、分解的关键酶。吃了大量柚子之后，活性物干扰了这种酶的正常功能，可以使血药浓度迅速升高。

同时，它还抑制药物在体内的分解、代谢，这导致了他汀类药物在体内大量蓄积，使毒副作用大大增强。如此一来，肌肉受到的损伤加倍，最终引发了横纹肌溶解综合征。

◉ 不能同吃的食物和药物

在吃好吃的食物的时候不是百无禁忌的。以下这些食物不能和药物一起吃。

1. 富含维生素 K 的水果 + 抗凝药 / 抗血小板药物

患者在服用抗凝药 / 抗血小板药物的时候，尽量不要吃维生素 K 含量高的食物，比如猕猴桃和香蕉。这是因为维生素 K 的"K"取自丹麦文"koagulation"，意为血液凝固，所以它不能与抗凝药一起服用，否则容易抵消药效，还增加出现血栓的风险。

2. 牛奶、鲜榨果汁 + 抗生素

几乎所有喹诺酮类药物，如诺氟沙星、左氧氟沙星等，四环素类药物，都会跟牛奶中的金属离子结合形成不溶性螯合物，降低药物吸收率，影响抗菌作用。所以服用抗生素前后 2 小时不要饮用牛奶。

而含有大量果酸的鲜榨果汁会加快抗生素溶解的速度，还容易增强毒副作用。

3. 咖啡、可乐 + 布洛芬

布洛芬是不少人的家中常备药物。它的副作用是刺激胃黏膜，容易使人出现胃肠反应。而含有咖啡因的咖啡和含有可卡因的可乐，都容易刺激胃酸分泌，如果跟布洛芬一起服用就会越发刺激胃黏膜，甚至导致胃穿孔。

4. 胡萝卜 + 利尿剂

利尿剂有排钾作用，所以服用之后，尿液中的钾含量会增多。胡萝卜也有相同功效，可以帮助排钾。服用利尿剂的患者如果吃了胡萝卜，过度排钾容易导致患者出现低血钾症状，具体表现为肠胃不适、全身乏力、焦躁不安。

5. 柿子 + 黄连素

黄连素又称盐酸小檗碱，口服后几乎不被胃肠道吸收，而是停留在肠道里面对抗致病菌。它对肠道痢疾杆菌作用最强，还具有收敛、减少肠液分泌的作用，主要用于治疗感染性腹泻，如细菌性肠炎、痢疾等。

Tip

有相同作用的食物和药物，不适宜大量和搭配着食用。要食用两者时，在时间上有所间隔，并控制食用量，能降低危险。

柿子富含鞣质，人食用柿子后鞣质会在体内分解成鞣酸，这是一种生物碱沉淀剂。因此，柿子与黄连素共食之后会生成难溶性的鞣酸盐沉淀，降低黄连素药效。

6. 富含硫脲的蔬菜 + 甲状腺激素类药物

甲状腺功能不足的患者可能常用甲碘安、干甲状腺等药物治疗。患者如果在服药期间大量吃一些富含硫脲的蔬菜，比如豌豆、黄豆、莴笋、油菜、菠菜、萝卜和水芹菜、卷心菜等，硫脲经过水解后，会抑制甲状腺激素的分泌，导致病情加重。

7. 乳糖 + 抗结核药

患者服用抗结核药，比如异烟肼的时候，需要尽量避开富含乳糖的食物，否则会阻碍药物吸收，降低疗效。

8. 肉蛋、动物肝肾 + 抗震颤麻痹药

患者如果常用左旋多巴的话，就应在服药期间少同食大豆、乳酪、脱脂奶粉及鸡肉、牛肉、对虾、动物肝肾。因为蛋白质在代谢过程中会产生大量氨基酸，阻碍药物的吸收，影响疗效，增加毒性。

9. 富含钙的食物 + 强心药

需要服用一些常见的强心药（比如地高辛、洋地黄）的患者如果同时大量吃芹菜、田螺、海带、黑木耳及乳制品等富含钙的食物，钙离子容易增加强心药的毒性反应。

通过以上内容，我们就会知道很多药物跟食物是有服用禁忌的。下次在服药之前，别再拿盒子里的药物说明书不当回事，提前看清楚服药禁忌才好哦。

参考资料：

《连吃 7 天柚子 男子肌肉溶解》，光明网，https://m.gmw.cn/baijia/2020-11/15/1301800236.html.

常见的服药误区有哪些?

60 岁的罗先生近几天总是感到口干。患有糖尿病多年的妻子一听说丈夫的异常，便联想到他是不是也患上了糖尿病。妻子给罗先生用血糖仪测了一下，结果显示罗先生的血糖高达 24 mmol/L。

"完了，你跟我一样，也得了糖尿病。要不你先吃着我的降糖药吧?"妻子害怕罗先生的身体吃不消，便根据自己的糖尿病用药经验，给他吃了降糖药。

"我的药是一天吃两片。可现在都已经是晚上了，你直接吃两片吧。"妻子都发话了，罗先生毫不犹疑就吃下了一日量的降糖药。

罗先生吃完降糖药之后，赶紧回到床上休息，也没有复测血糖。第二天一早，罗先生突发无力，根本起不了床，而且反应迟钝。被救护车送到医院急诊科之后，罗先生被诊断为低血糖昏迷。

"你们家属就是在瞎搞! 药怎么能乱吃呢? 患者现在是低血糖昏迷了，情况非常危险，需要抢救!"医生严厉的话语吓得妻子六神无主了。

错误服药，危害如此之大!

◉ 误区一：1天3次服药＝每8小时吃一次

很多药物需要一天吃三次，可以在三餐饭点的时候随餐服用。可是在很多时候，早餐与午餐的间隔时间只隔了四五个小时，午餐与晚餐的间隔时间也不是每次都相距8小时。

医学上有两个专门的名词："Bid"，意即一天两次；"Q12h"，意即每12小时一次。这两种服药方法是完全不同的。比如在服用抗生素的时候，为了保证血液中的药物浓度能够维持在起效范围内，必须要严格计算时间，在每8小时内服用一次，才能达到稳定的效果。

◉ 误区二：饭前服用和饭后服用

大部分药物其实并没有强调饭前还是饭后服用，但是有些药物在饭前和饭后服用还是有很大差异的。

1. 为什么一些药是在饭前服用？

在吃饭前的15~30分钟，患者可以吃一些对胃肠道没有刺激性的药物，抑或餐后再服用会影响吸收的药物，比如降糖药瑞格列奈、促胃动力药多潘立酮。

2. 为什么一些药是在饭后服用？

为了更好地保护胃黏膜，患者应在餐后吃一些对胃有强烈刺激性的药。一般是在餐后30分钟左右服用。

◉ 误区三：忘记服药，下一次吃双倍剂量

如果忘了吃药，一定不要下次再吃双倍剂量来补救。因为每种药物的药效根据其药理作用，需要满足合适用量、给药频次来实现。

双倍剂量补服药的话，不仅会出现更大副作用，也会加重身体的负担。就像高血压患者补吃两倍的降压片，容易引起低血压，糖尿病患者补吃双倍的降糖药，也容易引起低血糖一样。

那不吃双倍剂量的话，补吃常规剂量可以吗？

如果某种药的说明书上显示需要一天吃一次，患者要是忘了吃的话，就可以在当天随时补充。可如果患者需要吃的药是一天内吃2~3次的话，其中有一次忘了吃药时，则需要根据情况分辨：漏吃药的时间没有超过用药间隔的 1/2，尽早补吃；超过用药间隔的 1/2，无须补吃。下一次服药的时候，只吃单次常规剂量。

另外，属于餐前吃药的药物，一旦忘了在餐前吃，可以在饭后补吃。虽然在吃下之后，可能会在一定程度上影响药物的消化和吸收，但总比什么都不吃对身体所造成的损害要小。

◉ 误区四：掰开药物吃

一些患者觉得自己病情程度比较轻，或者想给孩子喂食成人药而需要减少剂量的时候，可能会选择掰药。

要知道，一些药物是不能直接掰开食用的，比如**控释片、缓释片、肠溶药物**。一旦掰开了控释片、缓释片，就会破坏控释剂型材料，药物成分很快释放、分解，使血药浓度明显升高，失去了原有的缓释、控释功能。这样不仅无法达到长效作用，还可能由于药理作用加强而引起不良反应。而一旦掰开肠溶胶囊、肠溶片，药物失去了肠溶衣的保护，就容易刺激到我们的胃部，还会影响药效。

对于成人来说，需要分情况讨论。以上这些特殊类型以及说明书明确表示了必须整粒服用的情况是不能掰药的。而普通片剂、泡腾片、分散片的成分分布是很均匀的。一些厂家为了让患者在需要减少剂量的情况下，掰药的时候更加精准，还会在药片上压上一道压痕。这种情况是可以掰药服用的。

可对于儿童来说，吃药靠掰、剂量靠猜的方法是很危险的。因为儿童用药的时候，需要根据孩子的年龄、体重来计算专门的剂量。孩子还处在生长发育当中，主要负责药物代谢的肝脏、肾脏还没有发育完全。别说孩子跟成人的药物代谢率完全不同，就算不同胎龄、日龄的新生儿的发育程度、药物代谢酶活性都不同。所以徒手掰药，无法精准控制用量，会对孩子的肝肾造成无可挽回的不良影响。

根据国家药品监督管理局发布的《药品不良反应监测年度报告（2022年）》，14岁以下儿童因为超量用药导致不良反应事件报告的比例依然很高，几乎在成人的4倍左右。在缺乏儿童专用剂型药的情况下，家长经常弄不清孩子用药的用法、用量，出现意外的风险就更高了。

◉ 误区五：同一类药重复吃

相同名称的药物，在不同厂家生产的情况下，商品名可能也会不同。药品名称常被人所知，但通用名称往往被人所忽略，导致药品重复使用。

比如，很多人吃的药的商品名大相径庭，比如拜新同、久保平、圣通平、伲福达，等等，其实大家都是同一种降压药——硝苯地平。再比如，很多人感冒发烧之后会去药店买上不少复方感冒药，但里面含有的有效成分雷同的概率是很高的。过量摄入同一种药物成分，会对身体造成危害。所以建议大家一定要多看看药物成分表，避免重复用药。

◉ 误区六：搞混药名，看错包装

有数据表明，近1/4的药物使用错误是由于混淆了药物名称而造成的。一些药物的名字可能只相差一个字，或读起来很像。

①阿糖腺苷：抗病毒药，治疗单纯疱疹病毒性脑炎、带状疱疹和水痘感染；

阿糖胞苷：抗肿瘤药，治疗急性白血病。

②病毒灵（盐酸吗啉胍）：针对流感病毒及疱疹病毒感染；

病毒唑（利巴韦林）：针对呼吸道合胞病毒引起的病毒性肺炎与支气管炎。

③消炎痛（吲哚美辛）：可治疗关节炎、痛风，也能对症解热；

消心痛（硝酸异山梨酯）：预防心绞痛发作；

心痛定（硝苯地平）：预防和治疗冠心病、心绞痛，还能治疗高血压。

④酚酞片：治疗顽固性便秘的泻药；

酚咖片：含对乙酰氨基酚和咖啡因，可解热镇痛。

◉ 误区七：吃完药吐了之后再补服

患者身体不适，吃完药之后感觉恶心，不小心把药呕吐出来。这种情况需要补服吗？

一般来说，我们可以根据吐药的数量和出现呕吐的时间来判断。

比如一些免疫抑制剂对肠道刺激过大，患者在吃完之后立马吐出了一整片药的话，就需要立刻补服。如果在呕吐物中没有看到药物，也无法确定药物的吸收量时，则需要再看看时间。如果在 2 个小时之后才出现了呕吐，那么这个时候我们可以认为大部分药物都已经被吸收了，就不需要再补服。

◉ 误区八：用保健品代替药物

光明网曾发布过一篇新闻，曝光了多起遍及全国的受骗者在服用"具有治疗效果"的保健品之后，忽视药物治疗导致丧失生命的案件。比如上海的谭女士患有多种慢性病，在对方的诓骗下，自己只吃这些保健品，最后不仅耽误了慢性病的治疗，还患上了严重的肝损伤。

一些癌症患者坚信某种保健品可以抗癌，如果坚持不使用化疗药物继续治疗的话，就会错过最佳治疗时机。一些糖尿病人冒着风险停掉胰岛素治疗，盲目相信那些夸大宣传可以降血糖的保健品，导致身体损害。甚至还有些器官移植的病人，大量吃一些宣称可以提高免疫力的保健品，忽视刚移植的器官排异严重的表现，也会延误病情。

要知道，保健食品最早来源于西方国家的膳食补充剂（dietary supplements），它仅仅是人们在日常生活中的一种补充，本质上属于食物，并不能起到治疗疾病的作用。它仅仅检验了污染物、细菌等卫生指标。而药品则不同，它往往经过了大量的临床验证，通过了国家药品食品监督管理局的审查批准，具有严格的适应证。过分迷信保健品的功效，放弃正规药物治疗，很可能会让你人财两空哦。

◉ 误区九：头孢 + 藿香正气水 = 说走就走

你听说过"双硫仑反应"吗？如果对这个词不太熟悉的话，那你可能听说过"头孢配酒，说走就走"，这说的就是双硫仑反应（disulfiram-like reaction）。

这种反应指的是双硫仑与乙醇抑制了肝脏中的乙醛脱氢酶，干扰了乙醇正常代谢，导致它在体内氧化成乙醛。大量乙醛蓄积在体内，导致中毒，便会使人出现一系列反应，比如胸闷气短、喉头水肿、呼吸困难、血压下降、心率增快并伴有意识丧失。

根据《浙江日报》的一篇报道，两位家住横店的居民就是在吃了以上头孢之后，又喝了藿香正气水，出现了双硫仑反应，被紧急送到医院。

这是因为藿香正气水里的水，根本不是我们理解的"饮用水"，而是"酊剂"。酊剂是一种酒精溶剂，藿香正气水内含的酊剂里面的酒精比例高达40%~50%！除了藿香正气水之外，十滴水、风湿液等中成药也含有乙醇。

> **Tip**
> 与乙醇同服之后会出现双硫仑反应的药物
>
> 头孢类抗生素
> 硝基咪唑类抗生素（甲硝唑、替硝唑、奥硝唑、塞克硝唑）

提醒大家：药物不同，服用禁忌自然有人不一样。服药一定要遵循医嘱，也得多看看药物说明书，千万别自创一些"徒手掰药法""饮食搭配法""下次补吃法"。

参考资料：

［1］ 李颖、包丽频：《儿童用药安全性和有效性的影响因素分析》，中国科技期刊数据库—医药，2022，第76-78页。

［2］《有人付出生命代价！将食品宣传成"包治百病"的神药，受骗者遍及全国》，光明网，https://baijiahao.baidu.com/s?id=1765320354688190979&wfr=spider&for=pc.

［3］《头孢遇上正气水　小心双硫仑样反应》，《浙江日报》2019年6月7日。

［4］ 国家药品监督管理局：《国家药品不良反应监测年度报告（2022年）》，2023-3-24，http://nmpa.gov.cn/xxgk/yjjsh/ypblfytb/20230324202406140.html.

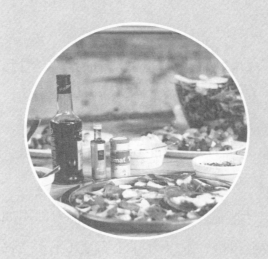

添加剂篇

血脂异常跟吃错油有关吗？

60岁的老汪自从退休之后，愈发注重养生。看到自己身边越来越多的同龄人患上高血压、高脂血、高血糖等疾病，老汪也有些担忧。听人说吃橄榄油健康，他不仅再也不吃猪油了，还把家里的食用油换成橄榄油。有时候，家里人买了些油炸的早点放在桌上，汪先生也从来不碰。

一年多之后，老汪感觉自己的体力、精力都不如从前。他就去了医院，准备做个体检。本以为自己平时几乎不吃油，肯定与心脑血管疾病无缘了。但没想到的是，检查结果让汪先生大吃一惊：总胆固醇、甘油三酯明显高于正常水平，肝脏彩照显示轻度脂肪肝。

"怎么可能会这样呢？医生，我从来都不碰猪油这种动物油，说是会堵塞血管。普通的食用油我都换成了橄榄油。我家里人油炸的一些带鱼、馒头片、鸡腿，我都不敢吃。像我这样连油都不怎么吃的人，怎么会指标不正常呢？"说起这些事，汪先生还有些委屈。

医生乍一听汪先生的话，也有些疑惑。可等他真正了解患者的日常饮食习惯之后，表情就变了："你这哪叫不吃油啊？你每天都在吃'隐形的油'，吃得还比别人多呢！"

原来，汪先生虽然不吸烟、不喝酒，但是有一个爱好——吃零食。看电视的时候更是停不下来，剥点瓜子、花生、开心果，一个劲儿往嘴巴里塞。别人只有在过节时才吃一点的酥饼、糕点，汪先生把它当成早饭来吃。到了下午呢，汪先生喜欢吃一点蛋黄派、巧克力、夹心饼干。这些食品看似没有添加"油"，其中的脂肪含量却一点也不低。

其实，油和脂肪是一种东西。一般在常温下呈液体的称为"油"，呈固体的称为"脂"。油是不饱和高级脂肪酸甘油酯，脂肪是饱和高级脂肪酸甘油酯。

◉ "好脂肪"和"坏脂肪"

同样是脂肪，却有"好脂肪"和"坏脂肪"之分。

1. 好脂肪

"好脂肪"通常指的是不饱和脂肪酸。

不饱和脂肪酸的益处：

①保持细胞膜的相对流动性，维持正常生理机能。

②降低血液黏稠度。一旦缺乏不饱和脂肪酸，血浆里面的低密度脂蛋白、低密度胆固醇就会增加，使人容易患上动脉粥样硬化、心脑血管疾病。

③提高脑细胞的活性。

不饱和脂肪酸家族包括单不饱和脂肪酸、多不饱和脂肪酸。

单不饱和脂肪酸只有一个双键，稳定性适中。就像橄榄油，在室温下为液态，回到冰箱才会慢慢凝固。而多不饱和脂肪酸有两个

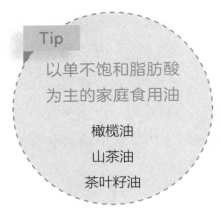

Tip

以单不饱和脂肪酸
为主的家庭食用油

橄榄油

山茶油

茶叶籽油

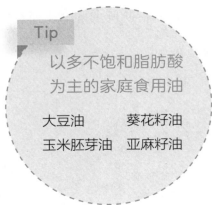

Tip

以多不饱和脂肪酸
为主的家庭食用油

大豆油　　葵花籽油

玉米胚芽油　亚麻籽油

双键，稳定性最差。就像玉米油，即使在冰箱里也还是液态的形式。

单不饱和脂肪可以帮助降低胆固醇水平，从而降低心脏病的发生风险。在一些坚果（如杏仁或腰果等）、鳄梨中，单不饱和脂肪含量较为丰富。

多不饱和脂肪酸包括 ω–3 和 ω–6 脂肪酸，是人体必需的脂肪酸，需要通过饮食获取。多不饱和脂肪可以帮助降低心脏病的风险，且对大脑和神经系统有益。

2. 坏脂肪

"坏脂肪"通常指的是饱和脂肪和反式脂肪。

饱和脂肪来源于动物、植物的脂肪，不含有双键的脂肪酸，是三大脂肪酸之一。从化学角度来说，"饱和"意味着更加稳定，不容易使人氧化破坏、变质。它的结构就像一条直直的链子，稳定性很高。就像黄油、椰子油，在室温状态下常为固态。

过度摄入饱和脂肪酸，可能会导致人体脂肪代谢异常、肥胖，同时更容易使人患上心脑血管疾病、2 型糖尿病及恶性肿瘤。

反式脂肪广泛分布于人造奶油、起酥油、色拉油里，人体一旦摄入过多，会导致血浆里的中低密度脂蛋白胆固醇（坏胆固醇）上升，高密度脂蛋白胆固醇（好胆固醇）下降。长此以往，血液黏稠度会不断升高，容易形成血栓、动脉硬化，影响大脑功能。

◉ 植物食用油知多点

1. 大豆油

颜色偏深的大豆油，人体消化吸收率高达 98%！由于它的热稳定性比较差，加热之后会有不少泡沫。其中的亚油酸比较多，容易氧化变质，所以很多人会闻到一股特殊的"豆腥味"。

大豆油的亚油酸能降低血清胆固醇含量，维生素 D、E 和卵磷脂能提供营养。可真要比起来，芝麻油、葵花籽油、花生油的品质略高一筹。

大豆油不耐热，容易氧化聚合，适合不常吃煎、炸食品的人使用。

2. 花生油

这种淡黄、透明的食用油，比较容易消化。花生油富含 80% 以上的不饱和脂肪酸，但不含 ω-3 脂肪酸。

吃花生油，可以帮助我们将体内的胆固醇分解为胆汁酸，排出体外，从而降低血浆中胆固醇的含量。它有利于防止皮肤皲裂，保护血管壁，预防血栓形成。花生油还含有不少的胆碱，对增强记忆力也有好处。

但是花生容易感染黄曲霉毒素，这种毒素会引起肝癌，所以使用劣质花生、过期霉变花生压榨的花生油对于身体的危害很大。我们选购花生油的时候，要尽量买正规大厂家的产品。

平时素菜吃得多、平时多补充 ω-3 的人群吃一些花生油，能补

充 ω-6 脂肪酸，进一步达到身体所需营养的黄金平衡。

3. 葵花籽油

葵花籽油一般呈现出清亮的青黄色、淡黄色。其中的脂肪酸构成会根据气候条件的不同而不同。

这种油属于低脂油类，外号叫做"亚油酸王"。因为葵花籽油的亚油酸远超其他品种的油，所以降低胆固醇、预防血管硬化的作用非常明显。另外，它的生育酚含量也比一般植物油要高。不仅维生素 E 的含量高，亚麻酸与维生素 E 含量的比例还很均衡，方便我们人体吸收利用。除此之外，胡萝卜素、卵磷脂等有益成分也不缺，还不含胆固醇、芥酸这种有害成分。

需要降血脂、降低胆固醇、爱吃植物油的人群可以考虑选择葵花籽油。同样的葵花籽油，寒冷地区生产的葵花籽油品质更胜一筹。

4. 玉米油

这种食用油富含 80%~85% 以上的不饱和脂肪酸，比花生油还要高！玉米油也不含有胆固醇，能溶解血液中积累的胆固醇。它对血管硬化的影响是比较小的。而且玉米油还含有天然复合维生素 E，对心脏机能也有好处。

平时素菜吃得多的人可以试试玉米油。

5. 芝麻油

单不饱和脂肪酸、多不饱和脂肪酸各占一半的芝麻油，维生素含量和矿物质含量都不及橄榄油。可它有独有的芝麻酚、芝麻素酚。

芝麻油的多不饱和脂肪酸多为 ω-6，在高温条件下易氧化，产生大量的过氧化物，甚至是有细胞毒性、能致癌变的醛类物质。所以芝麻油不宜高温烹煮。

芝麻油适合多使用水煮、蒸、凉拌、焖煮等烹饪方式的人群使用。

6. 核桃油

亚油酸高达 64%，油酸含量为 17%，富含 90% 以上的不饱和脂肪酸的核桃油，营养价值也很丰富。它还含有维生素 A、D、E，核桃中的磷脂对大脑神经也有着不错的保健作用。锌元素、锰元素等有益的微量元素还能促进人体生长发育和新陈代谢。

全年龄段人群均适用核桃油。

7. 橄榄油

在西方国家有"液体黄金"外号的橄榄油，富含单不饱和脂肪酸，可以增强人体对矿物质的吸收。除此之外，它还含有大量的角鲨烯、黄酮类物质和多酚化合物。从营养价值角度来说，橄榄油的确是黄金地位。

人体长期处于慢性发炎状态的话，更容易患上慢性病。多项科研结果显示，地中海区域人群的慢性病发病率较低，跟他们常年吃橄榄油有关。

8. 山茶油

说完西方"液体黄金"，现在来看看咱们东方的"液体黄金"。我国山茶属植物资源非常丰富，用油茶果实为原料压榨的山茶油品质极高。

油酸、亚油酸总含量超过 90% 且人体吸收率高的山茶油，油脂稳定性强、碘值低、不易氧化，可与西方的橄榄油媲美。

山茶油的脂肪酸构成有利于对降低血清中的胆固醇。山茶油还含有不少生育酚，能养颜护肤。用它来煎、炸的食物，颜色鲜黄，味道香醇。

单不饱和脂肪酸、多不饱和脂肪酸都是我们人体所需要的。橄榄油、葵花籽油、花生油的单不饱和脂肪酸含量虽高，但多不饱和脂肪酸的 $\omega-6/\omega-3$ 比值却不理想。大豆油、核桃油的 $\omega-6/\omega-3$ 比值是理想了，但是单不饱和含量脂肪酸含量又低了。所以单一品种的植物油吃多了，可以换成调和油吃一段时间。不同品种的油搭配使用，营养才会更加均衡。

另外提醒那些爱吃动物油的家庭，猪油炒的菜是很香，但猪油的不饱和脂肪酸含量很少。那么我们可以在凉拌菜的时候用富含不饱和脂肪酸的葵花籽油、核桃油来进行搭配，使身体摄入的营养更全面。

◉ 这几种油，真要少吃或不吃！

1. 氢化植物油

很多人造黄油、人造奶油、西式糕点、薯片和珍珠奶茶等都使用了便于运输、储存的氢化植物油，但这种油含有反式脂肪酸。

长期大量吃这种油的话，体内蓄积过多的反式脂肪酸，不仅容易肥胖，还可能增加患上心血管疾病的风险。

2. 反复煎炸的油

平时炸完食物后的油，看起来还能重复利用几次。反复多次煎炸的剩油，容易产生苯并芘、杂环胺和丙烯酰胺等致癌物和反式脂肪酸。

3. 开封超过 3 个月的油

食用油在开封以后，会受到氧气、光、热、微生物等影响，进而慢慢水解或者氧化而最终变质酸败。而且开封太久的食用油，油脂容易感染霉菌，对身体也会有所损害。一般来说，没开封的食用油的保质期是 18 个月，开封之后就只有 3 个月。食用油一旦开封，建议大家尽早吃完。

参考资料：

［1］ Schwingshackl L., Hoffmann G., "Monounsaturated fatty acids, olive oil and health status: a systematic review and meta-analysis of cohort studies," *Lipids in Health and Disease*（Oct. 2014）.

［2］ Mozaffarian D., Micha R., Wallace S., " Effects on coronary heart disease of increasing polyunsaturated fat in place of saturated fat: a systematic review and meta-analysis of randomized controlled trials," *Plos Medicine*（2010）.

［3］ Namayandeh S. Mahdieh, Kaseb F., Lesan S., "Olive and sesame oil effect on lipid profile in hypercholesterolemic patients, which better?" *International Journal of Preventive Medicine*（2013）.

［4］ R. Z. Goetzel, D. Schechter, et al, "Mediterranean diet and prevention of coronary heart disease in the elderly," *Clinical Interventions in Aging*（2007）.

无糖饮料真的无糖吗？

广东的 17 岁男孩天天，身高 1.72 米，体重飙升到 274 斤。这么健壮的小男孩，已经得上了一身病：高血糖、高脂血症、重度脂肪肝……

这是怎么回事呢？原来，17 岁的天天喜甜，平时把可乐、奶茶、饮料当水喝，而且几乎不怎么运动。长期不喝水，靠大量摄入含糖饮料的他，肝脏已经布满了淡黄色的脂肪颗粒。

这些疾病之所以找上了这个年轻的男孩，就是因为一个跟烟酒齐名的第三大"健康杀手"——果葡糖浆。

顾名思义，果葡糖浆是由果糖、葡萄糖组合而成的混合糖浆。可以说，果葡糖浆是不少商家的发家之宝，这是因为它的甜味佳，能改善食品口感和颜色，还能延长保质期。最重要的一点，果葡糖浆的成本比蔗糖低多了。

不过，果葡糖浆是一个甜蜜的陷阱。

它在我们体内的代谢不受肝脏中的限速酶影响，容易生成更多的甘油三酯，使肥胖、脂肪肝随之找上门来。而且跟葡萄糖相比，它更容易降低胰岛素的敏感性，让我们患上糖尿病的风险更大。

在生活中，果糖、代糖、蔗糖、果葡糖浆等被广泛使用，同时也给我们的健康造成了许多隐患。近年来，关于糖的争议越来越多，糖竟然被人们冠以"合法毒药"的称号。

对于这个问题，各种无糖饮料（如无糖可乐）应运而生，宣称可以让大家零负担地享受甜蜜的快乐。那么，无糖饮料真的无糖吗？

◉ 食物中的"糖"

我们先来了解一下食物中的"糖"。

1. 果糖

果糖存在于蜂蜜、水果当中，是一种天然糖。一般来说，它的甜度是蔗糖的 1.3 倍（最高可达 1.8 倍）。其由于甜度高，在食品工业中广泛使用。作为天然糖中甜度最高的"王者"，果糖的好处可不只有这一点。

相对来说，果糖不容易被口腔内的微生物分解、聚合，因此吃完果糖之后产生蛀牙的概率更小一些。另外，在天然糖界当中，果糖的 GI 值算是比较低的，不到蔗糖的一半。所以，我们能在一些糖尿病患者、肝功能不全患者的饮食结构中看见果糖的身影。

2. 蔗糖

在古人的眼里，这种可以从甘蔗、甜菜等植物中提取的天然糖，同时也是目前世界上产量最大、应用最广泛的糖类，是大自然的恩惠。

这可以说是我们人类最常见到、最易得到的一种糖，甜味也很纯正。可是，如果吃得过量，它也是龋齿、肥胖症、2 型糖尿病的"好朋友"。糖分会在我们口腔中残留，之后被口腔细菌作用成酸，腐蚀牙齿，导致蛀牙的出现。而且过量的糖，无法分解的部分就会变成脂肪，从而容易导致肥胖症、糖尿病和高脂血症。

3. 乳糖

作为人类、哺乳动物乳汁里特有的碳水化合物，乳糖的存在可以说是"成也萧何，败也萧何"。为什么这么说呢？

乳糖可以为我们提供能量。同时，它还直接参与了婴幼儿大脑发育的进程。婴儿期是神经发育的关键期，乳糖的地位举足轻重。此外，乳糖还能帮助我们的肠道蠕动。因为乳糖的诸多作用,《中国居民膳食指南 2022》建议我们每天摄入的乳制品，比如奶制品、乳酪、酸奶等，应不少于 300 g。

可是，一旦我们摄入的乳糖不能完全被分解、吸收的话，就有可能出现一系列消化道症状，比如腹泻、腹痛等。这就是乳糖不耐受。在国内婴幼儿当中，它的发病率极高，最高可达 70%。如果长期忽视乳糖不耐受，就容易造成慢性腹泻、营养不良、贫血、骨质疏松等可怕的危害。

4. 麦芽糖醇

在自然界广泛分布的麦芽糖醇，经过催化加氢反应，可以应用在众多食品、饮料当中。麦芽糖醇尝起来像糖，含有更少的卡路里，血糖生成指数也较低。跟蔗糖相比，它的甜度是蔗糖的 90% 左右。

5. 甜菊糖苷

甜菊糖苷取自于菊科草本植物甜叶菊，可用于饮料、糖果、糕点、果酱、蜜饯等食品。跟其他的甜味剂相比，甜菊糖苷的优势就是它适用于糖尿病患者、肥胖症患者。

这是因为它的甜度高、热能低。热值只有蔗糖的 1/300、甜度却是蔗糖的 200~300 倍的甜菊糖苷进入人体之后，不被吸收、不产生热量，对糖尿病患者、肥胖症患者非常友好。

6. 赤藓糖醇

赤藓糖醇分子量小，一小部分进入大肠内被微生物发酵。能进入血液的那一部分无法被体内酶分解代谢，只能通过尿液排出。并且赤藓糖醇甜度为蔗糖的 70%，还不会被诱发龋齿的口腔细菌所利用，被酶酵解而产酸，所以食用之后不容易长龋齿，因此可以称得上是高安全性了。

随着我们保健意识的提高，糖尿病、肥胖症等现代病问题越来越突出，研究哪些甜味剂既安全又不影响血糖值，还不容易长龋齿的需求就变大了。为了追求极致，人类在实验室里开发出完全没有热量的工业代糖。

7. 糖精

早在 1879 年，糖精首次合成。比起糖，这可是一种廉价替代品。添加了这种无热量、又有甜味的食品可以供应给必须限制糖分摄入的人群（比如糖尿病患者），所以备受人们喜爱。

8. 甜蜜素

甜蜜素的甜度为蔗糖的 30 倍。它因为甜度高、热量低，被广泛应用于糖果、饮料、膨化食品、乳制品等食品。

9. 阿斯巴甜

1965 年首次生产的它，甜度为蔗糖的 200 倍，热量仅为蔗糖的 1/200。由于它对酸、热的稳定性较差，所以我们不会在高温烘焙食品中见到它的身影。阿斯巴甜只出现在饮料、巧克力、糖果里。

在大众的眼中，它一直甜得很健康。直到 2022 年，法国 NutriNet-Santé 的研究报告让不少爱喝"快乐水"的年轻人吓了一大跳。哪怕只摄入推荐的安全量，它也可能诱导氧化应激，导致全身出现慢性炎症。"可能"一词让它在一夜之间跌下神坛，但没有实锤证据，所以目前还是照常使用。

10. 三氯蔗糖

有人忧愁，有人欢喜。1980 年末诞生的三氯蔗糖逃过了 NutriNet-Santé 的"代糖翻车"报告。

11. 安赛蜜

1988 年，安赛蜜被美国食品药品管理局（FDA）批准添加到食品当中。截至目前，没有与它相关的癌症发病报告。

12. 纽甜以及爱德万甜

这两兄弟都来源于阿斯巴甜。目前没有专门的研究报告来证明它们的危害。

◉　人工代糖安全、健康吗？

无糖饮料虽然不含蔗糖、果糖等天然糖，但生产厂家通常会以人工代糖替代天然糖，添进饮料中。

那么，哪一种人工代糖最安全健康？最好避开哪一种人工代糖呢？

首先，以上介绍的几种人工代糖都是 FDA 批准的甜味剂。只要摄入量不超标，它们在安全性方面都有所保证。

其次，一些商家为了节约成本，往往会选择"组合拳"。各种代糖混在一起不仅甜得更"自然"，成本也更加低廉，所以我们很难避开某一种代糖。只要不拿代糖作为放肆吃甜的理由，适当饮食，都是安全、健康的。

代糖目前对于明确无法吃蔗糖的人群来说是有好处的，但对我们身体的长期影响可能还没有显现出来。

健康没有捷径。如果想放肆享用甜蜜、滥用代糖的话，可能依然会走进"甜蜜的陷阱"。控制甜度、控制欲望，才是健康的正途。

参考资料：

[1]《肥胖惹的祸！274 斤男孩可乐当水喝患肝炎》，光明网，https://m.gmw.cn/baijia/2022-08/26/1303111382.html.

[2] 杨远志、李发财、帅斌等：《天然健康糖醇——赤藓糖醇在低能量食品中的应用》，《中国食品添加剂》2013 年第 1 期。

[3] Ronald K. Kalkhoff, Marvin E. Levin, "The Saccharin Controversy," *Diabetes Care* 1, No.4（1 July, 1978）:211–222.

[4] I. C. Munro, B. Stavric, R. Lacombe, "The current status of saccharin," in *C.L. Winek*，ed. Toxicology Annual（New York:Marcel Dekker, Inc.,1975），p.71.

[5] B. T. Hunter, *Consumer Beware, Your Food and What's Been Done to It*（New York：Bantam Press, 1971），p. 319.

［6］ Philip J. Landrigan, Kurt Straif, "Aspartame and cancer – new evidence for causation," *Environmental Health*（2021).

［7］ Charlotte Debras et al, "Artificial sweeteners and cancer risk：Result from the NutriNet-Santé population-based cohort study,"*PLOS Medicine* 19, No.3(2002):e1003950.

味精、鸡精、蚝油让菜变鲜的秘密是什么？

江西的陈先生身体一直不太好，退休之后迷上了养生公众号，最近在和妻子逛超市的时候开始到处找问题。

"哎呀，干吗买这个！烧菜的时候放点盐就行了，放什么鸡精？对身体一点也不好。"陈先生眉头紧皱。

"人家网上都说了，味精、鸡精、蚝油这种东西，都是化工产品，鲜得不正常，吃多了容易致癌！你看我们老祖宗那时候，根本没这些乱七八糟的调味料，哪会生一堆病？"

仔细想想，妻子貌似被陈先生说服了，有些动摇："少用一点点味精应该没事吧？大家都用了几十年，也不一定就是味精害得人得癌症。"

在我们的日常饮食中，味精、蚝油、鸡精是最常见的调味品。无论是炒菜，还是煲汤，它都是不可或缺的。不光是陈先生，很多人觉得含有鲜味的调味品都是化工合成的，我们吃多了会对身体不好，容易致癌。这让我们不禁怀疑：味精等调味品的鲜味是如何产生的？它的主要成分有哪些，吃多了会不会对身体有害？

◉ 鲜味是怎么来的？

其实，最初的"鲜味"是从一碗海带汤里而来的。

1908 年，一位日本的化学教授在家里喝妻子做的海带黄瓜汤。这碗汤，他喝着越来越有滋味，可酸甜苦咸都不能描述这种味道。职业本性让他深入探索了这一种难以言明的味道。最终，他从海带汤提取出了鲜味的来源——谷氨酸钠。之后，这种物质漂洋过海，被我国一位叫做吴蕴初的化学工程师找到了批量生产的方法，更名为"味精"。

所以说，鲜味是独立于酸咸苦甜四种基本味觉（辣味属于痛觉）之外的第五种味觉。它不是我们人为创造出来的，而是自然存在的。

◉ 味精、鸡精、蚝油吃多了能致癌？

1. 味精

味精的名字听起来像人工合成食品添加剂，但其实它是以玉米、大米等粮食为原料，利用微生物发酵、提取而成的。它的主要成分是谷氨酸钠，是一种天然的氨基酸。另外，味精还含有少量钠、钾、锌等物质，所以适当食用味精对人体无害。

为什么会有味精致癌、伤身的言论呢？那是因为在 1968 年的时候，两个年轻医生因为无聊赌约，在《新西兰医学杂志》上发表了带有种族歧视的文章《中餐馆综合征》（*Chinese-restaurant syndrome*），报道了在中餐馆吃饭后人会出现头疼、心悸、发麻的不良表现。他们把矛头对准了中餐馆的味精。这一个流言翻山越岭来到了国内，在大家心里埋下了怀疑的种子。后来，相关流言变得越来越多。

很多人指出味精的谷氨酸钠在加热到 120 ℃以上时，可能会产生焦谷氨酸，而焦谷氨酸与癌症有直接的关系，所以味精能致癌。再加上味精的外包装上的确写有了"宜在炒菜，煮汤起锅时加入"的使用方法，不少人真的信了。

但是，这些说法都是空穴来风！

味精在加热过程中，温度过高的话便会发生一种化学变化，产生焦谷氨酸。时间越久，转化成焦谷氨酸的比例就更高，同时也会产生一些焦谷氨酸杂质。但焦谷氨酸有神经毒性、致癌性的说法不仅没有被文献证实，反而科研中存在着焦谷氨酸可以改善大脑记忆、认知能力的证据。焦谷氨酸只是一种不产生鲜味的环状氨基酸，只要正常、适量地食用，就不会对人体造成任何危害。

能不能放心吃味精？完全可以！不过有一点需要注意：由于味精含有钠元素，过量摄入钠离子容易使人血压升高，所以高血压患者要注意清淡饮食。

2. 鸡精

鸡精主要是以味精、食用盐、鸡骨浓缩物、呈味核苷酸二钠等作为主要原料，添加了香辛料、糖、食用香精等配制而成的。现在市面上还有不少其他产品，比如鸡粉、鸡汁等，但其本质都是一样的。鸡粉就是粉末状的鸡精，鸡汁就是液态的鸡精。鸡精中的鲜味主要来源于谷氨酸钠，本质上和味精是一样的。

3. 蚝油

蚝油是一种用生蚝熬制而成的调味料。它由于本身就是由生蚝加工而成的，所以里面含有丰富的营养物质，比如蛋白质、微量元素等。一瓶蚝油的鲜美，可以用"浓缩都是精华"来形容。它的鲜味跟致癌也没有关系。

跟味精、鸡精不同，家用蚝油的时候需要特别注意储藏条件。开盖之后，长时间放在室温里的蚝油容易氧化分解，微生物繁衍导致变质。所以蚝油是需要放冰箱冷藏（0~4 ℃）保存的。别放在温度较高的灶台边，会加速蚝油的变质。

◉ 人工鲜味剂就一定不健康？

在生活中，一些人对"鲜美的味道"有两大误区：一是人工鲜味剂一定比天然鲜味剂对身体有害；二是所有带鲜味的人工调味品，味道越鲜美、越让人欲罢不能的，说明越不健康。事实真的如此吗？

其实，大自然当中具有鲜味的物质有很多。我们目前已知的就有 60 多种。一般来说，根据化学成分的不同，鲜味剂可以主要分为三种：氨基酸类、核苷酸类、有机酸类。而人工鲜味剂也发展了整整三代。

第一代：味精/高纯度谷氨酸钠。

第二代：谷氨酸钠 + 肌苷酸钠/鸟苷酸钠。

（这叫做鲜味相乘效应。简单来说，就是 1+1 远大于 2 的效果）

第三代：复配升级版。

第三代的人工鲜味剂，其实就是对第二代进行一下风味、香味方面的升级，让我们吃起来感觉味道更加多元、立体，做料理的调味步骤更少一些。

了解了人工鲜味剂的三代发展，就能知道前面两个误区的真相了。

假如我们面前依次摆着一碗现煮的鲜鸡汤，一碗味精兑水的普通热汤，以及一碗鸡精、浓汤宝兑水的热汤。你会怎么选择呢？

相信大多数人会选择现煮的鲜鸡汤。它里面有着复杂的成分，比如各种各样的氨基酸、上百种小分子多肽。这些鲜味物质与脂肪、无机盐"打配合"，形成了柔和、协调但成分复杂的口感。这种天然的鲜美，看似唾手可得，实则很难 100% 复刻。这也就是人工鲜味与自然鲜味的区别所在。

一碗味精兑水的普通热汤，成分单一，没办法还原鸡汤的鲜美。但是，我们不能说它不够健康、安全。

那一碗鸡精或者鸡油、鸡汁、浓汤宝兑水的热汤呢？这里面含有盐、味精、鸡肉提取物、白糖、水解植物蛋白，等等，就好像不仅放了盐，还放了味精、鸡高汤和葱姜。不仅做起来方便，味道也更足了。它们在味精的基础上，加上盐、糖调味，配合相应的提取物和风味成分，品尝起来更有"鸡味"了。

人工鲜味剂，是从安全的食物原料里提取那些产生"鲜味"的物质，目的是模仿天然的鲜味。随着技术发展，它不断向自然鲜味"本尊"靠拢。

当然，人工鲜味剂的使用一样要有度。否则，过多的鲜味会让我们忘记食物本来的味道。

参考资料：

[1] "Questions and Answers on Monosodium glutamate (MSG)," November 19, 2012, http://www.fda.gov/food/-food-additives-petitions/questions-and-answers-monosodium-glutamate-msg.

[2] Rober Homan Kwok, "Chinese-restaurant syndrome," *New England Journal of Medicine*(1968).

高血压的罪魁祸首是盐吗？

60 岁的老王跟自己的亲哥哥一家人走得很近。最近，老王的哥哥确诊了高血压，开始每天服药。这一天，他在网上读到了一篇文章，文章里说我国之所以是高血压大国，问题就出在盐上。文章还引用了北京大学发表在 *British Medical Journal* 上的研究，研究人员指出，只要我们换成低钠盐，每年或能减少 45 万人死亡。

看完文章之后，老王直奔超市，准备买低钠盐。可家里人却不同意，坚持说："加碘盐能预防大脖子病。碘盐换成低钠盐了，是在顾此失彼。"盯着货架上琳琅满目的食用盐，老王也开始糊涂了……

盐是我们生活中不可或缺的调味料之一，那么究竟如何吃盐才能更加健康呢？

盐有哪些作用？

盐的主要成分是氯化钠（NaCl）。钠离子、氯离子在人类、动物的生命活动中都起到了重要的作用。（没错，不光是我们人类吃盐，动物往往通过吃土，舔舐富含盐分的土壤、石头的方式来补充钠离子和氯离子）

钠离子是维持神经和肌肉正常功能的必需物质。钠离子参与了心肌细胞的收缩和舒张过程。也就是说，我们每一次的心脏跳动，都有它的参与。氯离子可以调节体内的酸碱平衡，对神经元也有调控作用。所以缺乏 Nacl，就容易导致我们体内电解质紊乱，从而使我们出现一系列不适症状，比如头痛、恶心、腹泻、肌肉痉挛、心律不齐等。

看起来平平无奇的盐居然对人体有着如此神奇的作用！输液用到的生理盐水，也含有一定比例的盐，用来维持患者的渗透压。

既然我们的身体离不开盐，那为什么医生又总是强调"低盐饮食"呢？吃盐太多会给身体带来哪些危害呢？

◎ "盐"多必失

1. 不利于高血压的防治

很多人都听说过高盐饮食会使血压升高，却不知道具体原理。当人体摄入过量的盐使体内细胞外液的渗透压增加，我们的下丘脑就会感受到这种渗透压的变化，从而大脑提醒我们及时补充水分来维持水盐平衡，还会分泌抗利尿激素作用于肾小管集合管，促进肾小管集合管对水的重吸收作用，使排尿量减少。而血管里的水分增加了之后，小动脉壁平滑肌细胞肿胀，管腔狭窄，使血管壁的压力升高，最后引起高血压。

2. 容易引发呼吸道疾病

高盐饮食很容易被人忽视的另一点危害，就是容易引发呼吸道疾病。血液中的钠离子浓度过高，能使口腔唾液分泌减少，溶菌酶相应减少。另外，盐的渗透作用容易杀死上呼吸道的正常寄生菌群，造成菌群失调，而且它还会抑制黏膜上皮细胞的繁殖，从而影响上呼吸道黏膜抵抗疾病侵袭的能力。

3. 更容易患上骨质疏松症

盐分摄入过多的人，钙的吸收会受影响。这是因为人体肾脏每排泄 1 000 mg 的钠，就大约需要消耗掉 26 mg 的钙，所以日常饮食口味越重，钙质的流失情况就越严重。但这还只是第一步。当钙盐摄入过量，在肾小管重吸收的时候，过多的钠离子与钙离子互相竞争，从而导致钙的排泄增加，血钙不足，人就更容易患上骨质疏松症。

4. 更容易患胃癌、结肠癌

盐的渗透压高，会对胃黏膜造成损伤，同时也会使胃酸分泌减少，影响胃黏膜的防护能力。最危险的是，高盐的腌制食物常含有大量的硝酸盐和亚硝酸盐，它们在胃内能与食物中的胺结合成亚硝胺类化合物，具有很强的致癌性。另外，肠道是人体最大的免疫器官。长期高盐饮食会打破肠道菌群之间的微妙平衡，出现紊乱。相比于吃盐少的人，吃盐过量的人患胃癌、结肠癌的风险高 2 倍以上。

根据《中国居民膳食指南 2022》的建议，正常成年人每天的食盐摄入量需要控制在 6 g 左右。

◉ 货架上有这么多盐，哪个适合你？

我国的食用盐种类有 3 种：加碘盐、无碘盐、低钠盐。除了这几个"熟面孔"，超市货架上还出现进口的网红盐、儿童专用盐等一些新兴产品。这么多种类的盐，我们逐个分析，看看哪个适合你。

1. 低钠盐

过量摄入钠离子的话，对防治高血压不利。而低钠盐就是用 15%~30% 的氯化钾来代替普通食盐中的氯化钠，同时保持咸味基本不变的一款功能盐。它还有一个名字，叫做高钾盐。

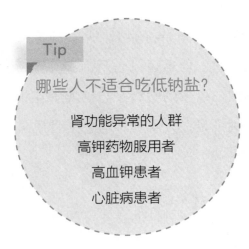

要想弄清楚我国三种食用盐的区别，首先要了解一下氯、钠、钾这三个人体电解质主要成分的关系。

钠和钾就像是两个势均力敌、互相制衡的邻居。钠在细胞外，钾在细胞内，二者一起维持细胞内外渗透压、水分、酸碱值的平衡。如果钠的阵营壮大了，细胞水分渗出，血压升高；此时紧急援助一下钾的阵营，就能促进过多的钠排出体外，降低血压。

所以，低钠盐的主要作用就是减少钠摄入、增加钾摄入，这样有利于减少高血压和心脑血管疾病的发生率。

那么健康人群如果低钠盐、钾离子摄入量超标，容易得高钾血症吗？

答案是不会！原因有两点。一是根据《中国居民膳食指南 2022》的推荐量，摄入钾元素的适宜量为每日 2 000 mg。而 6 g 低钠盐含有 1 500 mg 的氯化钾，即为 800 mg 左右的钾元素，达不到高钾的程度。

二是我们健康人群有调整钾平衡的机制，过量的钾会通过肾脏代谢出去。健康人群通过饮食导致血钾过高的可能性几乎没有。所以大家完全可以放心。

2. 加碘盐

在了解加碘盐或无碘盐之前，我们得了解碘对人体的作用。

甲状腺是人体最大的内分泌腺，制造甲状腺激素来参与新陈代谢，维护中枢神经系统健康。碘是人体合成甲状腺激素的主要原料，是我们的生命燃料。所以说，碘对于我们人体来说是非常重要的。但是我们自身无法合成碘。

知识延伸　　　　　缺碘的危害

胎儿、婴幼儿缺碘：影响大脑发育，可造成呆小症、聋哑、智力低下。

孕期缺碘：流产、早产，胎儿先天畸形。

成人缺碘：导致甲状腺功能低下。

新中国成立初期，我国流行一种叫做"大脖子病"的疾病，学名叫"地方性甲状腺肿"，这也是缺碘引发的。当人体缺碘的时候，甲状腺激素合成不足，甲状腺代偿性增大。我国是世界上碘缺乏最严重的国家之一，大部分地区的水、土壤几乎都缺碘，所以为了预防碘缺乏病和提高新出生人口的智力水平，我们在盐中添加了碘酸钾、碘化钾、海藻碘等食品营养强化剂，这就是加碘盐。目前"大

脖子病"已经基本看不见。

3. 无碘盐

碘摄入过量，会抑制甲状腺功能，使得甲状腺激素分泌不足，也就是我们所说的甲功能减退（"甲减"）。甲减容易导致机体代谢减慢，各器官功能减退。所以为了避免过量摄入碘，无碘盐应运而生。

一些人觉得加碘盐政策实施这么久了，肯定很多人都不缺碘了，吃加碘盐还有必要吗，是不是得改吃无碘盐？

其实，沿海地区居民膳食碘摄入量的调查结果显示，海带、紫菜、海鱼等富碘食物在沿海地区居民饮食中的食用频率、食用量根本没有他们想象的那么高。

如果食用无碘盐的话，哪怕是沿海地区居民，或是营养水平高的大城市居民的碘摄入量也会低于推荐摄入量。最终，居民碘缺乏的风险还是很高。世界卫生组织认为，碘摄入充足地区的甲状腺癌发病率远低于碘缺乏地区。我国 2019 年的监测结果也显示，整体人群碘营养状况处于适宜水平，没有某个省份出现碘摄入过量的情况。因此大家无须担心。

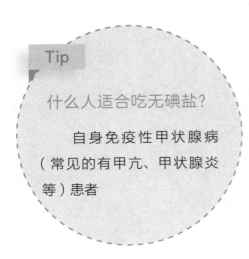

Tip

什么人适合吃无碘盐？

自身免疫性甲状腺病（常见的有甲亢、甲状腺炎等）患者

2019 年，我国疾病预防控制局首次发布了《全国生活饮用水水碘含量调查报告》，依据调查结果绘制了我国"水碘地图"，并指出：

生活在水碘高于 100 μg/L 的地区，应吃无碘盐；水碘低于 10 μg/L 的地区居民应吃加碘盐。大家实在纠结的话，一查地图便知。

4. 进口网红盐

在我们中餐当中，日常用盐似乎就只有一种。可在西餐当中，盐的花样繁多，颜色五彩缤纷，有粗有细。不少人对着这些进口的网红盐产品，比如喜马拉雅玫瑰盐、海盐、竹盐、湖盐、海藻盐、日本抹茶盐、松露盐，等等，有些摸不着头脑了。这些进口网红盐就更健康、天然吗？

还真不是。由于饮食文化的差异，国外的盐可以分为很多种类，比如调味盐（seasoning salt）、收尾盐（finishing salt，点缀一下食物，突出装饰作用）、加味盐（flavored salt，人工调和香料和食盐，增加菜肴颜色、风味），等等。所以，这些看似高大上、价格翻了好几番的网红进口盐与我们日常用盐在矿物营养价值方面还真没有什么差别。它们只是足够好看、特别，能给我们提供富有异域风情的装饰、美好的感官刺激和想象空间罢了。

5. 儿童专用盐

儿童由于机体尚未发育完全，自然需要口味清淡。不少新手爸妈发现市面上有一些儿童专用盐、宝宝盐，听起来十分健康，很适合自家孩子。事实真的如此吗？

可惜，商家宣传的"低钠""淡口""无添加""强化钙铁锌""更营养健康"只是一个卖出高价的噱头而已。很多所谓的宝宝盐，钠含量超过了标识值，不符合国标要求。

那么针对婴幼儿、儿童吃盐问题，到底应该怎么办？

①坚持 1 岁之内的幼儿不添加盐。

② 1 岁以上的幼儿，可尝试吃少量辅食。家长在烹饪过程中，尽量不要多用调味料，改用天然食物进行调味：能用新鲜番茄，就不选瓶装的番茄酱、番茄罐头；能选用新鲜猪肉，就不选香肠、肉酥。即使是婴儿肉松等加工制品，其含钠量也远超天然食物。

③不少儿童专用盐、儿童专用酱油等高价产品是智商税。准确计算孩子膳食中的钠摄入量才是关键。

◉　隐形高钠食品

在日常生活中，除了食盐外，还有一些食物的钠含量也很高。揪出这些隐形高钠食品，控制每日的钠摄入量，对健康更为有益。

1. 零食

看似甜甜的饼干、点心，果干、蜜饯等零食，味甘如蜜，怎么会跟隐形高钠食品有关系呢？它们尝起来又不咸。

其实，在加工饼干、点心的过程中，商家为了保持口感良好，需要加入一些辅料，而辅料中的含钠量很容易超标。

果干、蜜饯在被糖腌制之前，长期浸泡在盐水里，含钠量自然也不低。

2. 调味料

厨房里的瓶瓶罐罐，个个都是高钠大户。不光是老抽酱油、生抽酱油，就连豆瓣酱、辣椒酱、鸡精、蚝油等常见调味料为了使我们的口感丰富，也加了不少盐，含钠量不低。我们如果在做菜的过程中加很多调味料种类，就很容易摄入超标的钠。

3. 挂面

为了增加韧度，大部分挂面也会额外添加盐。100 g 挂面的钠含量超过 900 mg，换算过来就是一日推荐摄入量 45% 左右的盐。

4. 速食类食品

你知道方便面的含盐量有多少吗？一盒方便面大约含有 6.2 g 盐，正好是人一天需要摄入的总量。方便食用的自热小火锅也是如此，辛辣美味，但藏了很多"隐形盐"，千万不可多吃。

小小的"盐"，可关系着健康的大问题！吃好盐，才能更健康！

参考资料：

［1］ 中国营养学会：《中国居民膳食指南 2022》，人民卫生出版社，2022。

［2］ 疾病预防控制局：《全国生活饮用水水碘含量调查报告》，2019-05-07，http://nhc.gov.cn/jkj/s5874/201905/bb1da1f5e47040e8820b9378e6db4bd3.shtml.

［3］ Giuseppe Faraco, David Brea, Lidia Garcia-Bonilla, et al, "Dietary salt promotes neurovascular and cognitive dysfunction through a gut-initiated TH17 response." *Nature Neuroscience*(2018).

食品添加剂对身体有害吗?

55岁的王先生自从在网上刷到了"科技与狠活"系列视频之后,吓得什么也不敢吃了!他在超市买东西的时候,就对着配料表看上半天,不管什么食品,只要它的配料表长长一串,那就不能吃。

方便面、火腿肠、凤爪、薯片,简直不忍直视;黄豆酱、火锅底料、家用卤肉包也有长长的配料表,同样不敢买。家人有些受不了,不禁问:都是正规超市卖的食物,真的不能吃么?

● 什么是"海克斯科技"食品?

"海克斯科技"出自"英雄联盟"游戏,指一种魔法和科技融合的顶尖技术,简单来说,这个词的原意就是"高科技"。而在短视频博主们的镜头下,"海克斯科技"食品则成了用添加剂合成食品——在食品制作过程中大量滥用各种色素、香精、甜味剂、增稠剂、酸度调节剂、防腐剂等食品添加剂的食品。

那么,食品添加剂有哪些作用?它对人体又有什么影响?

首先,不得不承认,食品添加剂对于现代食品工业来说,犹如皇冠上那颗最耀眼的明珠。这是因为食品添加剂改变了食品的时间属性，增加了食品数量供应，进而优化了食品资源的整体配置。

举个简单的例子。假如一个国家每月能够消耗 1 000 吨牛肉，长期供销均衡，但某个月内，比如过年，供应量变成了之前的 2 倍，也就是 2 000 吨。如果没有食品添加剂的话，数不胜数的牛肉就会腐坏、变质，那就造成了浪费。可经过了食品加工之后，多出来的牛肉会变成牛肉干、牛肉酱、卤牛肉等。能够较长期保存的这些牛肉干、牛肉酱、卤牛肉，实现了食品资源的跨时空配置。

其次，在食品的工业化生产中，食品原料要具有一定的乳化、增稠、分散、起酥、助滤、稳定、消泡等品性。加入食品添加剂之后，有利于实现食品加工制作的机械化、自动化和连续化生产，从而提高了食品产量。

所以，我们也无须"闻食品添加剂色变"，食品添加剂并不是洪水猛兽。在日常生活中适当接触到食品添加剂是不可避免的。

◉　食品添加剂有哪几类？哪一类是"海克斯科技"食品的重灾区？

由于涉及食品安全，我们还是要看一下权威组织的信息。世界卫生组织（WTO）、联合国粮食农业组织（FAO）里面的食品添加剂联合委员会，可以说是国际食品添加剂方面的权威。它把食品添加剂分为四类。其中，影响四大类的关键衡量指标，就是每日允许摄入量（acceptable daily intake，ADI）。也就是说，按照这个剂量天天吃，完全可以放心。ADI 数值越大，说明该物质对人体的危害越小。

1. 公认安全的 GRAS 食品添加剂

GRAS 是"公认安全"（generally recognized as safe）的首字母缩写。一般这类食品添加剂是经过长期检验，确认对人体完全无害的添加剂。比如不少人在配料表里很眼熟的柠檬酸，就属于"知根知底的好朋友"。

WTO/FAO 对柠檬酸的 ADI 不作限制性规定。因为它不具致癌性、致突变性，对生殖发育无影响。仅需一点点柠檬酸就能改变食物的口感。除非我们长期把柠檬酸当饭吃，才会影响我们的血钙水平。从这个角度来说，它实在是太安全了。

2. A 类食品添加剂

迄今为止，我们摸清楚了一些食品添加剂对人体有多大的影响，以及得出了它们具体的 ADI 值。这类食品添加剂我们把它归结为 A 类食品添加剂，是"海克斯科技"食品添加剂的重灾区。

在目前的研究当中，常见的几种防腐添加剂，比如苯甲酸钠、山梨酸钾是对身体无害的。未来是否会发现它对人体有长期、隐蔽、不易察觉的危害，就还要等待科学的进一步发展了。

3. B 类食品添加剂

曾进行过安全评价但未建立 ADI 值，或者未进行过安全评价的食品添加剂就是 B 类食品添加剂。

也就是说，这一类添加剂中的不少成员从未参与过实验。我们根本不知道某些 B 类添加剂对人体是否有害，或者说害处具体有多大。这类添加剂在国内食品监管是很严格的，基本上不允许添加。

4. C 类食品添加剂

这类食品添加剂基本是明确有毒的了。厂家一旦在产品中放了相关食品添加剂，就会违法，要受到相应的惩罚。

光是区分清楚四大类食品添加剂就够了吗？当然不是！

关于食品添加剂的 ADI 值测算问题，研究人员都是根据单个添加剂单独测试的。而咱们平常买的食物呢？大家会发现长长的配料表当中，往往会出现 3~8 种，甚至是 10 种以上的添加剂。这么多种类的添加剂混合在一起，很可能就会产生所谓的"鸡尾酒效应"，对健康产生一定影响。

◉ 常见的食品添加剂

1. 抗结剂

用于防止颗粒或粉状食品聚集结块。比如老一辈人那时候吃的盐很容易结块，而我们现在吃的食盐颗粒细，更松散。

2. 消泡剂

在食品加工过程中能降低表面张力、消除泡沫。比如豆浆加入消泡剂后，不会出现分层与沉淀。

3. 抗氧化剂

能防止或延缓油脂或食品成分氧化分解、变质。就像是老一辈人那时候所用的油，比现在的油更容易有哈喇味，就是因为里面少放了抗氧化剂。

4. 漂白剂

能够破坏、抑制食品的发色因素，令其褪色，免于褐变。

5. 膨松剂

帮助食品变得更加膨松、柔软或酥脆。

◉ 权威机构没列出的那些民间"海克斯科技"

食品安全国家标准的食品添加剂使用标准（GB 2760–2014）中规定，食品添加剂是为改善食品品质和色、香、味以及为防腐、保鲜和加工工艺的需要而加入到食品中的化学合成或者天然物质。

市面上大多数食品配料表里的添加剂至少是按照国家标准来的，最可怕的是那些权威机构没有列出、没有市场监督的民间"海克斯科技"。

这些民间"海克斯科技"往往藏在大排档、路边摊等小吃当中，是不少餐饮业内部人士的"绝密商业配方"，外人难以窥见一斑。

比如在他们售价数万元的"包教包会、开店版商业配方"当中，常常会用到拥有着稀奇古怪代号的添加剂，如"特鲜1号""香料4号""透骨增香剂AAA""火锅增香膏""一滴香""秘制花甲王""凉皮王""麻辣烫香膏""鸡肉精油""猪油精油""牛肉精油""千里香""鸭脖飘香剂""肉香宝""高倍肉精膏""美国肉香王""大骨白汤膏""羊汤精"，等等。

为什么有些大排档、外卖里的小笼包、米线那么好吃，自己在家用更好的原材料和馅、熬高汤也做不出来它的口味？就是因为包子的肉馅加了"香料4号"，汤底里加了"特鲜1号"和"透骨增香剂AAA"。

为什么有些大排档、外卖的烤羊肉串有肉汁却不膻，便宜还好吃？因为它用的是鸭肉加上羊肉香精。

为什么有些麻辣烫店、外卖里的蟹棒、鱼丸、虾滑比自己家手工剁馅做的丸滑类食品更富有弹性、久煮不烂，吃起来口感更佳？因为它们用了海鲜保水剂，能让蛋白质的保水性和弹性大大加强。

鸭肉加上羊肉香精、牛肉香精，摇身一变，身价暴涨，那么，长期吃添加了肉类香精的鸭肉，会对人体产生怎样的影响？味道鲜美的高汤让人欲罢不能，长期喝这种"加了料"的鲜汤，又会不会对身体有害？

其实，肉类风味是基于受热状态的存在而促发的。不管是牛肉、羊肉，还是鹿肉、驴肉等各类生肉，它们不仅没有什么香味，反而只有一些血腥味。是各类生肉里面的各种风味前体物质在加热过程中发生各种复杂的反应而产生了我们俗称的"肉香"和"肉味"。

氨基酸、肽类和还原糖的热解，脂质的氧化降解，碳水化合物的焦糖化，还原糖和游离氨基酸或肽类的美拉德反应以及脂质与美拉德反应的协同效应，形成这种神奇又美妙的香气化合物。肉类香精就是破解了这一生物化学密码，从而模拟出不同种肉类的风味。

高品质的肉味香精不仅可以增添风味和口感，还能弥补产品在加工、贮存过程中的风味损失，从而起到降低成本、弥补原料缺陷的作用。所以，国家是允许使用肉味香精的。咱们平时吃的正规知名品牌的火腿肠里就有肉味香精。

其他各类特鲜粉、"透骨增香剂 AAA"呢？本质也就是多功能增香剂——麦芽酚与乙基麦芽酚。这种香味增效剂在国外也有七十多年的使用历史了，它的毒性、毒理及代谢途径都有具体的实验研究过。除了在食品中用途广泛外，其他许多领域里也能见到麦芽酚和乙基麦芽酚的身影，比如它们用于维生素及止咳糖浆等医药制品，能减少某些有效成分所带来的苦味。

风味、保质期不够，科技来凑。但是具体使用的量呢？只有天知道了。

长期吃肉类香精、摄入香味增效剂，会对人体有害吗？答案是如果吃合法合规添加食品添加剂的食品，是无害的。但要是不法商家在食品里玩命添加食品添加剂，超过每日适宜摄入量呢？那就会对人体产生危害。具体危害有多大？现在科学家还没有研究结果！我们可不能用自己的身体健康去做赌注。

同样都是食品添加剂，从现代食品工业的"皇冠明珠"到臭名昭著的民间"海克斯科技"，区别就在于一个量上。如何把握好这个量，全凭商家的良心了。

参考资料：

［1］ 中华人民共和国国家卫生和计划生育委员会：《中华人民共和国国家标准：食品安全国家标准　食品添加剂使用标准》（GB 2760-2014），中国标准出版社，2014。

［2］ 李杰：《食品添加剂的使用原则》，《现代食品》2017 年第 13 期。

食用预制菜有健康风险吗？

一听说未来预制菜要进入自家孩子所在的学校食堂，37 岁的刘女士就火冒三丈。

一向重视营养学的刘女士为了身体健康，认为外面的饭菜不够干净卫生，还重油重盐，所以从来不点外卖吃。她的丈夫与她理念相同，所以这一对夫妻自从有了小孩之后，一家人就很少在外面下馆子。

本以为预制菜这股"妖风"影响不到他们家，可万万没想到它已蔓延到学校食堂！

"都说我们 80 后的生活条件比不上他们这一代人。我看可不一定！我们小时候在学校饭堂里面，学生们就算吃红薯、土豆，也都是食堂里的大爷大妈们做好热腾腾的饭菜端上来的。可现在呢？都说这一代小孩子的生活条件好，结果居然要吃预制菜这种'僵尸饭菜'？"刘女士抱怨道。

我们的生活开始慢慢被预制菜给包围了。如果说，预制菜一开始只是商场餐厅里埋伏的"美食刺客"，用成本更低的料理包卖出了现做美食的价格，那么现在出现了预制菜进校园的问题，则引发了更多人对预制菜的质疑与声讨。

◉ 什么是预制菜？

其实在之前，预制菜对于整个社会来说都是个较为新兴的领域，所以并没有建立官方的标准体系。而餐饮行业为了严格控制出餐品质、丰富口味、节约厨房成本，在实践中不断摸索，形成了一些约定俗成的习惯。所以最早的时候，大家会根据烹饪程度的不同，认为即配食品、即烹食品、即热食品、即食食品4大类食品属于预制菜。

1. 即配食品（ready to mix）

像我们去火锅店、烤肉店点的一些干净的肉类、蔬菜，就属于这一种即配食品。

2. 即烹食品（ready to cook）

一般来说，披萨店使用的配好调料包的腌制牛排就属于即烹食品。后厨人员只需要简单把腌制牛排烤一下，撒上酱料，就能端上餐桌。

3. 即热食品（ready to heat）

粤菜料理里的速冻虾饺、速冻肠粉、速冻奶黄包等食品就属于即热食品。同理，不少火锅店使用的肉丸、鱼丸、淀粉丸子也是即热食品。

4. 即食食品（ready to eat）

我们在日料店里经常吃的一些小菜，比如海藻丝、海螺片、金枪鱼沙拉就属于此类食品。

但是到了 2024 年 3 月 21 日，国家市场监管总局等六部门出具了《关于加强预制菜食品安全监管 促进产业高质量发展的通知》（以下简称《通知》），明确了预制菜的定义和范围。

首先，预制菜的特点就是工业化预加工。这种集中式的加工会让终端烹调变得更方便，但并不是新的"科技与狠活"，跟三花淡奶、"透骨增香剂 AAA"、"一滴香"等"海克斯科技"还是有区别的。

另外，预制菜的菜肴属性更加突出了。上文提到的简单加工、未经烹制的净菜类食品，明确不属于预制菜，而是食用农产品。即食食品也不属于预制菜。同样地，速冻面米食品、方便食品等主食类产品也不属于预制菜。

不光是明确定义、范围，《通知》还提出了预制菜中不能添加防腐剂，从而引领着整个行业未来朝着更高质量、更健康的方向去发展。

◉ 为什么商场是预制菜的天下？

现在都说越高端的商圈，那些窗明几净的中西餐厅、面包蛋糕店越早早"沦陷"于预制菜之中。

在这些餐饮店的后厨里，忙碌工作的不再是颠锅掌勺的大师傅，也不会是揉面调馅的面点师，而是一排摆开的商用大冰箱和加热设备。反而是靠近餐厅大门口的区域往往会设置一个透明操作间，几位员工为过路的食客们"表演"现包饺子等工作。

为什么跟街边的小餐馆相比，消费更高的商场反而成了预制菜的天下，很少为我们提供锅气美食了呢？

1. 厨房油烟问题

在炒菜过程中，天然气燃烧时会产生一氧化碳、二氧化碳等气体，厨房油烟也会提高空气中的可吸入颗粒物的含量，对人体肺部健康造成不良影响。

一则发表在北京大学核心期刊《环境与职业医学》上的研究，分别采集了厨房油烟、吸烟室烟雾、路边扬尘及小区空气四种气体，测量它们可吸入颗粒物的浓度，结果发现厨房油烟的可吸入颗粒物浓度仅次于香烟烟雾，比扬尘和小区空气都高。

而干净整洁、窗明几净的商场对于卫生管理就更加严格了。1996 年发布的《中华人民共和国国家标准：商场（店）、书店卫生标准》（GB 9670–1996）曾明确规定，商场空气里的一氧化碳含量应低于 5 mg/m^3，二氧化碳含量应低于 0.15%，可吸入颗粒物含量应低于 0.25 mg/m^3。

2019 年，该标准被《公共场所卫生指标及限值要求》（GB 37488–2019）替代。新要求对室内可吸入颗粒物的标准变得更加严格，要求低于 0.15 mg/m^3。

如果一家商场里的诸多餐饮店，到了饭点就开灶开火，那么整个商场餐饮区的空气质量只会比我们家里刚炒好菜、烟熏火燎的厨房要糟得多。

2. 保证口味、降低成本

比起直接集训一批批料理风格一致的厨师们，这种统一采购材料，中央厨房把控整个烹饪处理、加工的过程，最后冷链配送的方式能让各个门店的餐品味道稳定，出餐速度提高，从而有利于降低经营成本。

这就是为什么比起街边小店，反而是收费更高的商圈餐厅越常使用预制菜的原因所在。

若想体会每一种食材独特的味道、颜色与香气，只能转战街边小店。

解决不掉商场卫生标准要求、成本经营限制等问题，发展预制菜可能真的是大势所趋了！

◉ 预制菜的争议

这一则《通知》给所有消费者打了一剂强心针。要知道在之前，预制菜身上背负着不少争议呢。

这是因为预制菜虽能让天南地北的人们足不出户就能尝到稳定的餐品口味，对上班族和厨房小白来说处理起来也很方便快捷，但还是存在以下 3 个问题：

1. 营养价值受损

之所以有很多人反对预制菜进校园，其实并不是认为预制菜太不安全，而是担心它营养不够，不应提供给还在成长发育的青少年。

绿叶蔬菜的保鲜难度大，只能改用玉米、豌豆、胡萝卜这种易于加工的蔬菜。另外，这些易于加工的蔬菜在经水洗、高温杀菌、长时间运输、食用前二次加热等环节中继续流失营养元素。长期三餐都吃这样的预制菜，容易导致我们的身体缺乏膳食纤维、维生素、矿物质以及生物活性成分，营养较为单一，对人体有害无益。

2. 增加慢性病风险

一些预制菜有高钠、高糖、高脂肪的特点。

主要是因为：

①将菜品由"现做"转为"工业化生产"过程中必然伴随着风味损失。为了弥补口味上的缺陷，不少预制菜就会加入更多的油、盐、糖来调味，总热量不低。

②为了延长保质期，缺乏相关管理标准的预制菜里会加入很多食品添加剂，而这些食品添加剂的钠含量是很高的。比如保水剂三聚磷酸钠、六偏磷酸钠，抗氧化剂 D- 异抗坏血酸钠，增味剂谷氨酸钠、呈味核苷酸二钠等。

③很多消费者喜欢吃重口味的菜肴，所以更多的企业会顺从消费者的喜好，大力开发此类菜品，没办法提供其他选择。

长期吃这样的预制菜，很容易导致脂肪摄入过量，从而增加患高脂血症的风险。长期摄入过量的钠，也会增加患高血压的风险。

3. 存在食品卫生问题

一说到预制菜可能存在食品卫生问题，有些人就会不解："上文不是说了吗？预制菜都是集中统一加工处理的，成品供应给不少大品牌、连锁店。这可比外面的那些苍蝇馆子要干净、卫生啊！怎么可能存在食品卫生问题呢？"

其实，这跟预制菜的资质管理、卫生管理有关系。

在预制菜行业刚刚兴起时，整个行业属于野蛮生长的状态。谁有资格做预制菜？谁拥有完善的产线、引进的设备、毕业于食品相关专业的员工、有资格证进行调配的营养专家、高质量的农场及牧场原料、多个商业品牌的供货经验？谁配好的餐能通过盲测？在参与投标的过程中但凡出现了滥竽充数、走后门的情况，受害的不只是逛商场的食客，可能还会是在学校就读的孩子们。正是因为在预制菜的资质管理方面缺乏透明的监督，所以在一定程度上导致了大众对于预制菜有不好的印象。

新华网就曾报道过一则新闻。深圳某所学校的家委会发现，校外配餐公司的配餐区脏乱不堪，地面上甚至长出了青苔，整个配餐中心飘散着一股难闻的气味，而预制的料理包就这么随意地摆放，在加热过程很容易接触到细菌等。

换句话来说，光是生产、加工预制料理包的环节过程干净、卫生是没用的。我们还需要保证预制菜从后厨到端上餐桌、放入口中的这一环节同样不出差错。

另外一点，就是预制菜的储存时间。市场上的预制菜的保质期不一，主要有短、中、长 3 种。

保质期短到只有 3 天的预制菜，外包装上往往会标明"要求在 0~4 ℃条件下冷藏"。保质期在 6~12 个月的真空包装预制菜，通常需要在 –18 ℃的环境下冷冻储藏。开包即食的预制菜，保质期长达 2 年。

一旦收到预制菜的工作人员没有妥善冷藏这些料理包而导致食材发生变质，或者出现了超过保质期仍然开封食用的情况，这时我们身体健康的危害可见一斑。

所以，别以为只有街边摊贩的卫生安全情况令人担忧，藏在冷柜深处的预制料理包也可能随时"背刺"消费者一刀！

最后，让我们再给预制菜一点时间。

公众对高效餐饮的需求巨大，实现食客与预制菜和谐共处则是时代之需。

随着预制菜标准体系的不断建设，未来的预制菜行业实现规范化、高质量发展，饱受争议的预制菜可能会成为历史，继而化身成让人放心、交口称赞的美味。

参考资料：

［1］ 王娟、高群玉、娄文勇：《我国预制菜行业的发展现状及趋势》,《现代食品科技》2023 年第 2 期。

［2］ 市场监管总局、教育部、工业和信息化部、农业农村部、商务部、国家卫生健康委：《关于加强预制菜食品安全监管 促进产业高质量发展的通知》, https://www.gov.cn/zhengce/zhengceku/202403/content_6940808.htm.

［3］ 吴禹，周向东：《不同来源可吸入颗粒物粒经分布特征》,《环境与职业医学》2007 年第 5 期。

［4］ 国家技术监督局：《中华人民共和国国家标准：商场（店）、书店卫生标准》（GB 9670-1996），中国标准出版社，2005。

［5］《公共场所卫生指标及限值要求》（GB 37488-2019）。

［6］《深圳：家长突击检查校外配餐公司，发现大量冻肉？学校回应》，新华网，2023-09-21,http:/gd.xinhuanet.com/20330921/6fa5c64021654cdbOe3c99aa9248402/c.html.

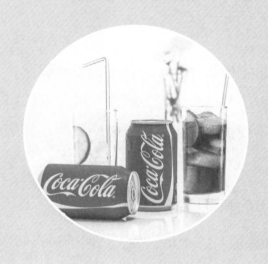

零食篇

街头烤肠等小吃安全可吃吗?

很多人都爱吃街边的烤肠。有人偏爱火腿肠,它神奇地糅合了淀粉感和肉味。还有的人呢,最喜欢跟老板说:"给我拿根淀粉肠,一点肉都不要的那种。"关于这种美食,其实有很多东西需要注意。

◉ 火腿肠怎么会有淀粉感?

火腿肠尝起来淀粉感十足,是怎么回事?我们来看看它的配料表,淀粉是排在肉类和水之后的。

根据火腿肠的国家标准(GB/T 20712-2006),不论是 2 块钱一根还是 1 块钱一根的火腿肠,它们的淀粉含量最高均不能超过 10%。如果是火腿肠界的特级火腿肠,淀粉含量则不能超过 6%。

换句话来说,只要你吃的不是自制火腿肠、"三无"火腿肠,市面上所有的火腿肠的肉含量都要超过90%,淀粉含量低于10%才对。所以真正的问题可能是:明明是有真材实料的火腿肠,吃起来怎么会有淀粉感?

根本原因就是制作工艺!

　　为了让火腿肠的肉质更加嫩滑、有弹性，制作人员需要进行一种特殊的步骤——乳化。

　　首先，就是让专门的斩拌机在每分钟 6 000 转的速度下工作。在高速斩拌之后，肉的脂肪部分细小到无法用肉眼辨别，肥肉和瘦肉不再"各玩各的"，而是均匀分布在肉泥内。在这一步内，火腿肠的口感就已经发生了本质性的变化。

　　之后，火腿肠的配料表排在淀粉后的另一个重要角色出场了，那就是大豆蛋白。作为乳化剂的蛋白质，它起到稳定脂肪分布的功效，但同时它也会影响火腿肠的口感。这些蛋白质一部分负责吸附表面的脂肪，一部分吸水膨胀形成蛋白凝胶网络，将脂肪粒隔离在里面，防止聚集。而少量的淀粉确实也能增加火腿肠的弹性。加热之后淀粉糊化，吸收了十几倍的水分，口感自然更嫩滑。

　　最后由于在高温杀菌环境，火腿肠的肉蛋白质过度变性，也会导致火腿肠的口感进一步变化，肉味减少。

　　总结一下：火腿肠明明有很多真材实料，却吃起来没有什么肉感的原因是特殊的制作工艺，跟淀粉无关。

◎ 火腿肠的问题所在

　　火腿肠真正的"原罪"，可能是食品安全问题和高盐问题。

1. 不卫生

　　肉制品本身是极易受到微生物污染的。在我国，熟肉制品是引起食源性疾病的高风险食品。

　　有学者总结了 1998—2012 年全国各地关于熟肉制品的微生物检

查监督的报道，结果发现熟肉制品卫生质量差别极大，总合格率最低只有 8.62%。再加上街边美食摊位受汽车尾烟、粉尘等因素影响，卫生情况堪忧。

一心想吃便宜的烤火腿肠，却忽视了渠道是否正规、产品是否达标、商摊环境是否卫生，很有可能就会"中招"食源性疾病。

还有一部分烤火腿肠的主要原料是鸡胸肉、鸡皮和鸭皮添加香精后合成的，安全性可见一斑。

2. 高盐

在火腿肠的乳化过程中，高浓度的盐可以更方便地提取出更多的蛋白质，从而加速乳化，所以高盐问题是很难避免的。

一般来说，4 根火腿肠（每根 50 g）就能满足人体一整天的钠摄取量。更别提经过油炸之后再刷上酱料了。快乐翻倍的同时，盐分也翻倍。

◉ 淀粉肠可能含有骨泥？

说完了火腿肠，我们再来看看在 2024 年央视"3·15"晚会上掀起"血雨腥风"的淀粉肠。

跟有真材实料，仅仅因为特殊工艺而尝起来有淀粉感的火腿肠相比，街边那种炸开花的淀粉肠是特殊的存在。它的外观、名字都跟火腿肠很像，但是身份定位却有些尴尬。无论是在学界，还是在实际生产生活中，淀粉肠在是否属于火腿肠这一大类，是否该用同样的标准来参考管理等问题上还存在着一些争议。截止到目前，淀粉肠是没有相关国家标准的，只有地方标准和企业标准，亟待规范和统一。

第二个令人震惊的消息，就是一些淀粉肠里可能含有骨泥。所谓的"骨泥"，学名叫机械分离肉（mechanically separated meat，MSM）。究其本质就是利用机械分离工艺把带肉骨骼生产成肉糜。它已经存在很多年，在食品中也经常用到，并不是所谓的吃剩的骨头、泔水桶里的骨头，等等。

因此，建议大家不用谈"骨"色变。

针对普通火腿肠来说，它的本质是属于肉糜乳化制品。即使不特意添加骨泥，在上文所提到的乳化步骤时也需要经过高速斩拌，过程中难免会使用部分带骨的肉类，所以成品可能还是会包含一些骨的成分。

而针对淀粉肠来说，只要加入的是卫生指标合格、质量优良的骨泥，在某种程度上来说含钙量更高了，营养价值也有所提升。比起谈"骨"色变，我们更需要担心的是骨头的来源、加工工艺、卫生指标等问题。毕竟缺乏相关国标的淀粉肠在监管方面有着更大的空白。以后大家再吃淀粉肠的时候，就要三思而后行了。

◎　看到路边这 5 种小吃，建议你快跑！

1. 凉皮

米酵菌酸是一种叫做椰毒假单胞菌产生的剧毒毒素，主要存在在变质的木耳、淀粉类食物当中。

路边摊卖的凉皮、凉面、凉粉等小吃由于存放条件不佳，特别容易变质，被米酵菌酸污染。人吃了被米酵菌酸污染的凉皮等小吃之后，30 分钟就会出现中毒反应，轻则恶心呕吐、腹泻腹痛，重则损害肝功能、意识不清，甚至死亡。

更可怕的是，截至目前为止，米酵菌酸中毒的病死率高达 50%，且没有特效解毒药。前有著名的黑龙江"酸汤子"中毒事件，死亡人数高达 9 人；后有河南两女子吃凉皮中毒事件，1 死 1 伤。

2. 烤牛蛙

牛蛙也是很多人喜爱吃的美食，鲜嫩爽滑，实在美味。但你先看看新闻。

浙江绍兴越城区市场监督管理局就曾通报了几家正规美蛙餐馆使用了兽药超标的牛蛙。另外被官方通报的，就是晋江某家大型连锁超市。

就连正规店都"落马"了，街边小摊的烤牛蛙还能独善其身吗？给牛蛙喂兽药，本就是行业里人尽皆知的"秘密"。

这是因为牛蛙的食量巨大、养殖密度高，所以它的生存环境已经差到了极点。如果不给它们喂食抗生素，牛蛙就会大批量死亡。

这里的抗生素，就是新闻通报的超标兽药，比如恩诺沙星、呋喃西林等。根据新闻报道，兽药的成本甚至占据了牛蛙养殖成分的 20%！

所以事情就变成了：养殖场老板把兽药当饭喂给牛蛙吃，兽药残留在牛蛙体内，致使我们人类被迫摄入了这些残留的兽药。兽药在动物体内难以代谢，最长的体内留存时间可达 2 年。

恩诺沙星、呋喃西林等兽药对我们人体的影响也很恶劣，使人轻则头晕、头疼，胃肠道不适，重则致癌、致畸。

3. 铁板大鱿鱼

几乎每个城市的步行街、夜市美食街或多或少都会有几家铁板鱿鱼摊子。在家自己做烤鱿鱼，就是没有摊子上的鱿鱼那么大、那么白、那么嫩。

大？新鲜鱿鱼是挺大的，水分也多，但是运输成分高啊。小贩给你吃的都是泡发的干鱿鱼。花 1/4 鲜鱿鱼的成本，实现同样的口感。

白？正常的鱿鱼是黄色的，难道是小贩太勤快，把鱿鱼清洗变色了？当然不是！先用火碱泡一泡，鱿鱼就白了。

嫩？加上一点双氧水，鱿鱼就不会轻易腐坏变质了。越舍得加"料"，鱿鱼的样子就越饱满、水灵。国家是明令禁止添加这些"料"的。经常吃这种铁板大鱿鱼，会对胃肠道产生强烈刺激，严重的话会致癌、致畸。

4. 炭烤生蚝、扇贝

一般来说，在铁板大鱿鱼摊子附近还会有一些小贩在卖单价低至 1 元左右的炭烤大生蚝、扇贝。

可是新鲜的国产生蚝成本在 1~2 元，个头更大、肉质更饱满的高品质生蚝就更贵了。难道小贩在自掏腰包，为食客们垫付摊位费、炭火费、调料费和人工费吗？想想也知道是不可能的。

不难理解，新鲜生蚝、扇贝的保质期很短，需要冷藏储存。温度一高，肉就开始腐烂变质了。只要去批发商那里买冷冻生蚝肉、蚌壳，自己回去一组装就大大降低了成本。炭烤扇贝也是一样的操作原理。

到了这一步还能再"成本降级"吗？当然可以！使用死蚝、死扇贝肉，放在冰水里浸泡一下，回收一些使用过的生蚝壳、扇贝壳，烧烤的时候多多放蒜蓉、佐料掩盖味道就好了。

可是这些死去的贝类，肉里会大量繁殖病菌、毒素。吃完炭烤生蚝、扇贝后上吐下泻，就说明你可能中招了哦。

5. 绿豆冰沙

你敢相信吗？老婆饼里没有饼，街边的绿豆冰沙里没有一颗绿豆。这里面只有废弃的豆渣、便宜土豆和有甜味的食品添加剂。

这是因为绿豆的市场价格在 10 元 / 千克左右浮动，成本偏高。可是相同重量的废弃豆渣，仅需 3 毛钱，跟食品添加剂掺和一下，喝起来就跟绿豆沙的口感极为类似。某款饮料生产商工作人员回应新闻记者称，绿豆冰沙属于风味饮料，不是必须添加绿豆的。

温馨提醒一下大家，虽然街头小吃烟火气十足，但在食品安全方面尚有所欠缺，千万不要吃多啦！

参考资料：

［1］ 中华人民共和国国家质量监督检验检疫总局、中国国家标准化管理委员会：《中华人民共和国国家标准：火腿肠》（GB/T 20712-2006），2006。

［2］ 中华人民共和国卫生部：《中华人民共和国国家标准：食品安全国家标准　预包装食品标签通则》（GB 7718-2011），2011。

［3］ 杨舒然、杨大进、闫琳等：《火腿肠加工过程中微生物风险研究》，《中国食品卫生杂志》2019 年第 1 期。

［4］ 刘迪迪、孔保华：《斩拌条件和添加成分对肉糜类制品质量的影响》，《肉类

研究》2009 年第 3 期。

[5]《淀粉肠中加骨泥对人体有害？专家：符合食品标准的骨泥可以食用》，新京报，https://baijiahao.baidu.com/s?id=1794047042899730514&wfr=spider&for=pc

[6] 刘学铭、方少钦、唐道帮等:《我国熟肉制品微生物安全现状与控制技术》，《现代食品科技》2012 年第 1 期。

[7]《"危险的牛蛙"：美蛙餐馆检出兽药残留超标背后，滥用抗生素与禁用兽药的养殖乱象》,《成都商报》2023 年 2 月 23 日。

[8]《"酸汤子"中毒事件最后 1 名幸存者去世，无特效救治药物》，新京报，http://baijiahao.baidu.com /s?id=1681221176762194660&wfr=spider&for=pc.

[9]《河南永城有人吃凉皮中毒身亡？家属发声：1 人去世 1 人仍在抢救，检测显示米酵菌酸中毒》，河北新闻网，http://baijiahao.baidu.com/s?id=1771494883822700131&wfr=spider&for=pc.

[10]《广州 7 人疑食生蚝中毒 业内：生蚝烧烤多不新鲜》,《广州日报》2016 年 2 月 11 日。

[11]《绿豆汤里无绿豆？厂家回应》，大洋网，https://baijiahao.baidu.com/s?id=1744959693817408525&wfr=spider&for=pc.

"肥宅快乐水"真能使人快乐吗？

碳酸饮料的来源，还得从一百多年前的药店说起。

现在我们喝的各种碳酸饮料，配方是以水、二氧化碳、调味糖浆为主的。这种搭配的灵感来源于18世纪瑞典化学家贝尔塞留斯。之后，药剂师们还发现在苏打水里添加药物也会起到很好的效果。

18世纪，英国医生乔治·克莱霍恩发现了治疗疟疾的重要药物——金鸡纳树树皮。由于树皮中的奎宁成分能够溶解于碳酸水中，他就将苏打水、糖、奎宁相混合。这样一来，不仅更有利于溶解药物，同时也能利用甜味剂掩盖药水的苦味。

看到这里，你可能已经发现了：19世纪中后期至20世纪初，药剂师们以低廉成本大批量制作的苏打水已经具备了现代碳酸饮料的初级形态。1908年出版的《制药时代》（ The Pharmaceutical Era ）里写道："原来药物的口味难以下咽。现在的病人们喝了精心配制的药水之后没有不上头的，开始跟医生们要求多喝几瓶。"

初级形态的碳酸饮料，已经是当时人们生活里的"快乐源泉"了。现在的碳酸饮料包含有咖啡因、碳酸水（二氧化碳和水）、糖，更加容易令人上瘾。

◎ 快乐的源泉

1. 咖啡因

人体需要不间断的能源供应，其主要来源是三磷酸腺苷（ATP）的分解，产生腺苷。腺苷与腺苷受体结合，会引发一系列的反应，使人感到疲倦和困倦。咖啡因具有与腺苷受体相似的结构，能抢占腺苷受体的位置，阻止腺苷抑制神经元兴奋，从而使大脑无法接收到疲倦的讯号。但是咖啡因只能短时间"欺骗"大脑，不能真正地缓解疲倦。

2. 二氧化碳

有一种备受认可的说法是，当我们喝了一口碳酸饮料，饮料里的二氧化碳可以刺激我们的味觉神经，让身体就会释放内啡肽，从而使得我们倍感愉悦。不仅如此，二氧化碳还能有效地抑制甜度、提升酸度，使碳酸饮料的口感层次更加丰富。

3. 糖

当人摄入了糖分之后，大脑就会产生一种叫做多巴胺的神经递质，它通过血液循环到全身各处，从而刺激神经，让我们感受到愉悦。另外，摄取糖后，胰岛素迅速升高，进而减少血液中的酪氨酸和苯丙氨酸的浓度。之后，色氨酸在细胞内转化为血清素，使我们感到快乐。

◎ 快乐的代价

在快乐的同时，碳酸饮料也会带来许多隐患。

1. 龋齿

碳酸饮料中的碳酸含量很高，导致牙齿在二氧化碳的作用下表面溶解，久而久之，牙齿表面就会出现缺损。由碳酸饮料所引发的牙科炎症，专业名词叫做"牙齿酸蚀症"，或"可乐龋"。

碳酸饮料不仅含酸，而且含糖量很高。一杯 500 ml 的汽水中约含 60 g 糖分，相当于 16 块方糖。当饮料里的糖分被牙菌斑中的细菌利用后，就会生成一种酸性物质，进一步让牙齿变得更加粗糙，容易附着更多的食物残渣和细菌，最终引起蛀牙。一旦没有及时治疗，还会进一步形成龋洞。此时，只要吃一些冷热酸甜的食物，牙齿就会有一定的疼痛感。病情发展到后期，还会导致牙齿缺损，咀嚼困难，影响进食。

2. 肥胖

以可乐为例，一瓶 500 ml 的瓶装可乐热量超过了 837 kJ。对于一个普通的成年人来说，这大约就是半顿正餐的热量。喝了碳酸饮料后，很有可能会引起体内的糖分和脂肪累积，从而导致肥胖。肥胖是以心脑血管疾病为代表的众多慢性病的重要诱因之一。

3. 痛风

很多碳酸饮料含有大量的果葡糖浆。长期摄入大量的果葡糖浆不仅促进了尿酸生成，也有可能引起胰岛素抵抗，间接减少尿酸排泄，从而提高患上痛风的风险。

4. 非酒精性脂肪肝

众所周知，饮酒伤肝。可你知道吗？非酒精性脂肪肝（NAFLD）的发病率极速升高，成为另一大健康隐患。导致 NAFLD 的高危因素除了肥胖、胰岛素抵抗，还有大量摄入碳酸饮料等。

非酒精性脂肪肝除了会提高肝硬化、肝癌等疾病的发生率之外，还会导致慢性肾病、糖尿病、心血管疾病的发生。

"肥宅快乐水"，只能带来短期的快乐，从长远看来，是青年人健康的重要隐患。

参考资料：

［1］ 王潭、席娜娜、郑荣远：《咖啡因作为中枢腺苷受体拮抗剂的应用》，《国际药学研究杂志》2009 年第 4 期。

［2］《我们为什么爱喝汽水：藏在二氧化碳中的科学史》，新华网，https://baijiahao.baidu.com/s?id=1667291563703357689&wfr=spider&for=pc.

［3］ Elizabeth E. Powell, Vincent Wai-Sun Wong, Mary Rinella,"Non-alcoholic fatty liver disease," *The Lancet* 397, (2021):2212-2224.

［4］ Tseng Tung-Sung, Lin Wei-Ting, Ting Peng-Sheng, et al, " Sugar-Sweetened Beverages and Artificially Sweetened Beverages Consumption and the Risk of Nonalcoholic Fatty Liver (NA FLD) and Nonalcoholic Steatohepatitis (NASH)," *Nutrients* 15 , No.18（15 Sep. 2023）.

［5］ 周峰、华春、李建梅：《非酒精性脂肪肝的发病机制及其饮食干预》，《中国老年学杂志》2013 年第 21 期。

［6］ 杨旭、黄文贞、王秋玲等：《非酒精性脂肪肝饮食疗法的研究进展》，《现代临床护理》2015 年第 4 期。

牛奶补钙，茶水养生，为什么变奶茶就不行？

《武汉晚报》曾报道过一则新闻。

一名孕 31 周的 37 岁孕妇因为喜欢喝奶茶，每天都要喝一杯奶茶续命，最后血检的时候发现自己的静脉血经过放置之后，变成了"奶茶血"，血液变成了奶白色！正是她最爱喝的奶茶，害得这位准妈妈甘油三酯严重超标，还出现了早产症状。

一些人可能觉得奇怪。牛奶补钙，茶水养生，为什么变成奶茶就不健康了呢？为了解答这个疑惑，我们来看看奶茶到底是由哪些原料组成的。

一般来说，市面上的奶茶 = 茶 + 奶 + 糖 + 加料。

◉ 茶

一般来说，最适合做奶茶的茶是红茶。红茶经过发酵之后，茶叶口味比较重，却没有什么苦味、涩味，跟牛奶简直就是梦幻组合。其次，就是绿茶。茉莉绿茶的使用频率很高，因为它既带有茉莉的花香，又包含着绿茶的清香，涩感轻微。最后，乌龙茶也是不错的选择，与奶茶搭配起来相得益彰。

在我们大众的认知中，现在的奶茶，无论是什么茶底，都是使用真茶，不会对我们的身体产生什么不良影响。毕竟，茶水可是刻在咱们中国人基因里的健康饮品。茶里的茶多酚还有利于预防心血管疾病。

可事实真的如此吗？

在行业内，大部分奶茶用的茶叶并不是我们想象的碎茶，而是一种 CTC 茶。这种茶虽是颗粒状的，但并不是普通茶叶的碎片，而是专门为这一行业生产成这样的。CTC，全称"Crush Tear Curl"，指的是经过挤压、撕裂、卷曲步骤的茶叶，出茶率很高。就像我们在超市买到的袋泡茶，仅需少少的分量就能泡出浓浓的茶汤，有利于降低成本。

行业内很多厂商采取的是水蒸馏提取法，比传统冲泡提取的效率更高，因此提取的咖啡因含量也就更高了。而且奶茶的添加物比较多，为了让茶味更明显，奶茶里的茶汤往往杯量不小、浓度也不低，是妥妥的咖啡因大户。

除了以上我们提到的工艺原因之外，相同质量的茶叶与相同质量的咖啡豆相比，茶叶本身含有的咖啡因含量更高。

所以在这么多因素的共同作用下，越是没有高科技的奶茶，茶里的咖啡因含量也就越多。如果每天都奶茶不离手的话，摄入的咖啡因含量会超过身体代谢能力。

摄取的咖啡因超过配额之后，可能引起血压升高、心率失常、失眠的情况。咖啡因还会加重胃酸分泌，刺激胃黏膜。

◉ 奶

在不少人的印象当中，牛奶也是健康食品。但问题是，奶茶行业里有一部分厂商使用的不是真奶，而是假奶。

什么是假奶？其实，它是牛奶的替代品——植脂末。这种物质的主要成分是乳化后的植物油，植脂末加上少量的酪蛋白，再辅以香精调味之后的成品就比较接近牛奶的味道、口感，但成本低于牛奶。

可是喝这种假奶是有健康隐患的。一来，植脂末含有的氢化植物油是非常容易生成反式脂肪酸的。这种物质很难被人体代谢，被认为是"健康杀手"。根据《气相色谱法测定奶茶中的反式脂肪酸》数据，300 ml 含植脂末粉的奶茶中，反式脂肪酸的含量为 0.5~2.7 g。这意味着你每天喝一杯奶茶，当天的反式脂肪酸就会超过这个数值。如果长期摄取这种物质，就会增加患上糖尿病和肥胖等慢性病的概率，从而损害身体健康。二来，则是脂肪含量太高，缺乏真牛奶应有的蛋白质、钙元素、维生素。所以大量摄入植脂末，不仅摄入不到真牛奶该有的那些营养元素，反而还类似于光喝脂肪，性价比不高。

另外一点值得我们多加注意的是，奶茶里的"奶"不仅仅包括纯牛奶，还包括多种奶制品，比如奶油、奶盖等。所以爱喝口感醇厚的厚乳奶茶、芝士奶盖奶茶的人群，就算摄入的是真正奶制品里的天然乳脂肪，一旦每日的脂肪总摄入量、饱和脂肪摄入量超标，就容易导致肥胖，影响我们的身体健康。

根据世界卫生组织、中国营养学会的建议，我们每天摄入的饱和脂肪量不应超过总能量的10%。所以打工人要想靠奶茶续命的话，一定要多控制热量的摄入。

◉ 糖

过量摄入糖分会对身体造成多重危害。所以，全糖、七分糖奶茶喝多了，不利于身体健康这件事是很好理解的。可新的问题来了，是不是下单的时候选择少糖、无糖就一定安全了呢？

答案可能会让很多人失望：我们很难完全绕开糖。奶茶里的布丁小料很好吃，因为它在制作过程中加了大量的糖。同理，其他不少添加物都有一定的糖分。奶茶还可以强制选择加奶加茶，不加任何小料，但果茶就不一样了，水果有一定的酸涩味，需要加糖掩饰酸味。就算顾客在订单时备注"无糖"，一些商家害怕顾客接受不了这个口味，影响销量，所以还是偷偷摸摸地加了少许的糖。

以一种市面上很火的高价茶饮料为例，原材料基本上和冰激凌差不多，含有雪糕配料中的精炼植物油、葡萄糖浆和乳化剂。这样的材料，即便还敢备注"不额外添加糖"，配料里早已经添加了惊人的"糖"。

因此，大部分饮料店的三分糖、五分糖、七分糖选项，更像是一种摆设。

◉ 水果

现在的奶茶当中也会加入不少的水果。水果是健康食品，怎么一加到奶茶当中，就变了呢？

第一，是因为很多水果的含糖量偏高，特别是杧果、香蕉、蜜橘，等等，简直就是糖分叠满。

第二，许多奶茶中添加的并非新鲜水果，而是罐头水果。这样的水果经过腌制，本身就含糖量超标。

第三，许多水果本身被榨汁或者切块之后，无法分辨它是否将损坏或者霉变的部分切除之后再添进奶茶中。

◉ 小料

以前的奶茶除了珍珠之外，就没有别的小料了。到了现在，奶茶加了一堆小料，跟喝八宝粥一样。这些小料能丰富奶茶的层次，给饮用过程带来更美好的体验感。

可凡事过犹不及。加倍的小料不仅意味着加倍的快乐，也意味着加倍的热量。

市面上常见的小料主要有珍珠、红豆、绿豆、布丁、椰果、芋圆、芋泥、血糯米等，包括新兴的小料啵啵珠，其本质都属于高淀粉、高糖的食物。比起桃胶、皂角米、银耳等天然高膳食纤维的食物，大量摄入这些奶茶里常见的加工淀粉原料，一天的总热量摄入可能就轻松超标了，人体血糖也快速升高。

在传统观念里，奶茶应该是健康饮品。那是因为从字面意思上理解，奶茶应该使用的是真奶、真茶，少糖、无奶油，也没有这么多的"加料"，只是朴素、简单的奶与茶水的组合。而现在的奶茶经历过了多次"内卷"，美味程度翻倍了，热量也翻倍了。

就像我们多次强调的那样，肥胖是多种慢性疾病的开端。现代的打工人每天一到下午，身体就迸发出对糖分的渴望，靠着奶茶续命，却又缺乏锻炼，极易中招。

建议大家：奶茶虽好，但也不能天天喝；能喝小杯，不选大杯；除了少加糖，最好也少加小料、奶盖，非要加小料的话，优先选择有天然膳食纤维的小料，而避免出现"淀粉食物开大会"的情况。最后，喝了奶茶之后，别忘了做运动哦。

参考资料：

［1］《每天 1 杯，喝出"奶茶血"！医生告诉你发生了什么》，《武汉晚报》2022年 8 月 14 日。

［2］ 曹君、李静、覃雯等：《气相色谱法测定奶茶中的反式脂肪酸》，《食品科学》2011 年第 18 期。

［3］ 刘美霞、王丹慧、其其格等：《奶茶粉中茶多酚质量分数的检测方法》，《中国乳品工业》2010 年第 7 期。

网红零食辣条有哪些健康隐患？

23 岁的小伙子小王在家百无聊赖，在网上下单买了 4 包大容量辣条。第一包辣条下肚之后，小王感觉更加开胃了，一根接一根，根本停不下来。

慢慢地，他感觉到有些"烧胃"了，症状越来越严重。在床上翻来覆去一整晚之后，忍受不了疼痛的小王一早去了医院检查。消化内科的医生给小王安排了无痛胃镜，发现他出现了急性胃黏膜病变，需要赶紧进行抑酸、护胃等综合治疗。了解了前因后果之后，医生把目标锁定在了辣条之上。

辣条，居然能对我们的身体产生这么大的危害？

● 辣条是怎么做成的？

许多人都以为辣条就是用面粉炸过的，事实并非如此。它所使用的生产工艺叫做挤压膨化。

先将面粉和水混合在一起，揉成一个面团，然后放在一个螺旋棒的膨化机里。挤压式膨化机在狭小的空间内，产生巨大的压强。在这一过程中，温度足以使生面团变熟透。之后，熟透的面团从另一端的小孔中挤出来。随着压强快速降低，面团中的水分很快就会被蒸发。

现在，我们就得到了熟的、韧性强、蓬松多孔的辣条面胚。我们在辣条包装袋里看到的辣椒油，主要起的是调味作用，而不是油炸面胚时剩下的油。

◉ 辣条的调味料

辣条的配料很有特色，几乎可以说是食品中添加物的"百科全书"。我们以某辣条连锁品牌的面筋为例，它的配料表主要包含了：小麦粉、生活饮用水、植物油、食用盐、白砂糖、香辛料、食品添加剂（谷氨酸钠）、单硬脂酸甘油酯、阿斯巴甜（含苯丙氨酸）、甜蜜素、5′-呈味核苷酸二钠、复配糕点防腐剂［水溶（脱氢乙酸钠、柠檬酸钠、葡萄糖酸-δ-内酯）、脂溶（山梨酸、单硬脂酸甘油酯、蔗糖脂肪酸酯）］、三氯蔗糖、安赛蜜、纽甜、特丁基对苯二酚、食用香精。

众所周知，配料表的顺序是按照含量从高到低来进行排列的。除了小麦粉、水、植物油、盐、糖之后，容易引起人们注意的就是香辛料和一些"高科技狠活"。

这里的香辛料只是一种统称，主要的内容物就是我们常见的葱、姜、蒜、八角、茴香、丁香，来为食品增添基本的风味。接下来，就是"海克斯科技"了。

1. 增味剂——辣条的鲜味来源

谷氨酸钠、呈味核苷酸二钠就是辣条里的鲜味来源。谷氨酸钠即味精，呈味核苷酸二钠广泛用于鸡精等复合调味料中，与味精具有协同增效的功效，能使鲜香味更浓、层次更深。

2. 甜味剂——辣条的甜味来源

令人没想到的是，以麻辣鲜香为主的辣条居然用的甜味剂还不少，比如阿斯巴甜、甜蜜素、三氯蔗糖、安赛蜜、纽甜。这些人造甜味剂的甜度是原来蔗糖的甜度数千倍，甚至上万倍。

你也许会疑惑，为何不加入更多的蔗糖以获得甜味，而使用这么多不同的甜味剂？这与辣条油多、水分少有一定的关系。因为蔗糖不溶于油脂中，太多的糖分也不能溶于面粉中的那一丁点儿水中，否则，糖分就会析出，影响面团的质地和口感，所以添加少量的人造甜味剂就可以获得想要的甜味，不需要担心溶解性的问题。但是，人造甜味剂与蔗糖相比，甜感是有差异的。添加单一的人造甜味剂并不能达到取代蔗糖的作用，只有将多种甜味剂混合在一起，才能达到最接近蔗糖的口感。

3. 乳化剂与稳定剂

辣条常用的乳化剂有单硬脂酸甘油酯、蔗糖脂肪酸酯等。这两种成分合用时，具有协同效应，从而提高了产品的稳定性。

4. 防腐剂

辣条里的脱氢乙酸钠、柠檬酸钠、葡萄糖酸内酯、山梨酸成分能抑制微生物繁殖。细分一下，辣条里的防腐剂还有水溶性"部门"和油溶性"部门"。水溶性"部门"的防腐剂主要出现在和面的步骤里，而油溶性"部门"里的防腐剂主要出现在跟辣条面胚拌在一起的调味油当中。如此一来，辣条的表面和面胚都不容易腐坏变质。

5. 抗氧化剂

辣条由于油脂含量很高，所以一定要加入抗氧化剂，以避免发生酸败。配料表里的特丁基对苯二酚就是起这个作用的。

6. 食用香精

香精可以为食物添加特定的香味。让人爱不释手的辣条会使用多种食用香精，以制造出更复杂、层次更分明的香味。

◉ 辣条里的"危险分子"

1. 油

有了油脂搭配，辣条的味道就会变得更好。即使是正规品牌生产的辣条，也会存在含油量过多的问题。一些价格便宜、小作坊生产的辣条用的油就更让人担忧了。劣质油和地沟油都是高致癌物质，长期食用会增加患癌概率！

2. 盐

辣条的盐含量高得令人吃惊。通常情况下，一包辣条的盐含量就相当于1.4倍的每日所需盐的摄入量。长期摄入过多盐分，患高血压、心血管疾病和中风的风险会增高。

3. 人工添加剂

辣条离不开增香剂、鲜味剂、甜味剂。"三无"小作坊生产的辣条，为了在生产过程中追求产品更好的味道和颜色，容易出现违规使用食品添加剂的情况。例如，长期摄入过量的安赛蜜，会对人体的肝脏、神经系统造成刺激，使血小板减少，从而引发急性出血，对老人、孕妇、儿童的伤害比较大。不光如此，要使辣条的色泽诱人，光靠辣椒是不行的，还得加入着色剂（如胭脂红等）。同理，着色剂的用量也是有严格规定的。着色剂一旦过量使用而蓄积在人体内，也有一定的毒害作用。

4. 脏乱差小作坊里的致病菌

除了超市里正规品牌的辣条之外，辣条市场里还充斥着大量价格很低的辣条，大多都是 5 毛钱到 1 块钱不等。这种"五毛辣条"往往出身于一些环境脏乱差的小作坊，在生产环境卫生方面很难符合国家标准。一袋"五毛辣条"，里面的菌落总数通常会超标，长期食用的话，不可避免地会对我们的身体造成一定的危害。

辣条只是一个典型的例子。那些和辣条放在一起售卖的一些价格非常便宜，包装简陋，常常出现在学校门口的地摊和小店，而在大型超市看不到的所谓"网红零食"，是食品安全隐患的重灾区。家长们一定要提醒孩子，切勿购买！

参考资料：

［1］《可致癌！这种零食却卖疯了！23 岁小伙一包半下肚，全胃糜烂》，南方网，https://static.nfapp.southcn.com/content/201903/10/c1994541.html

［2］ 俞建峰、傅剑、李欢欢等：《螺杆挤压膨化机结构参数及物料特性对辣条质量的影响》，《食品工业科技》2017 年第 6 期。

［3］ 许纲、尹含靓、王建辉等：《不同生产批次辣条的挥发性风味物质分析》，《中国调味品》2022 年第 10 期。

［4］ 邓玉秀、朱秀菊、黄海霞等：《辣条中防腐剂使用现状分析》，《食品安全质量检测学报》2020 年第 6 期。

膨化食品是"垃圾食品"吗？

32 岁的陈女士自从有了宝宝之后，就格外注意他的饮食健康。最近，5 岁的宝宝特别爱吃薯片、鲜虾条等膨化零食。孩子爸爸对此不以为然，但陈女士格外忧心。

原来，陈女士听说现在的薯片、虾条等膨化食品都有大量的食品添加剂，甚至包含超标的铝元素、铅元素，容易蓄积在孩子身体里。长期吃膨化零食的话，会影响孩子的智商，甚至中毒！联想到自己吃薯片的时候，总是感觉分外上瘾，根本停不下来，连吃好几包也不顶饱。吃完之后，嘴巴、嗓子都容易不舒服，有点像"上火"。膨化食品一定有害！

那么，事实真的如此吗？

◉ 什么是膨化食品？

膨化食品是指以谷物、薯类等淀粉为主要原料，在经过砂炒、油炸、挤压等膨化工艺后，可显著增加体积及蓬松度的食物。

砂炒的方法，类似大家熟知的糖炒栗子。淀粉原料在热砂这种包裹性高温环境中，体积会迅速增大。

油炸膨化食品的代表，就是炸虾片。一片片彩色、梆硬、透明的虾片，是用淀粉和水蒸熟后继续烘干切片而成的，其中锁住了一些晶体状态的水。当它接触到油锅之后，受热炸开，变成一朵朵"花"，最后变成体积大、酥软度高的膨化大虾片。

最后一种膨化方法是挤压膨胀，市面上绝大多数膨化零食都属于这种类型。简单点来说，在淀粉糊化后加热加压，然后再瞬间进行降温降压，使得淀粉里的水分子爆炸。这么一来，食物体积变大了，淀粉结构松散之后也带来了更高的蓬松度。

厂家的模具出口是什么形状，蹦出来的膨化食物就是什么形状，比如条状、空心圆圈状、三角状、圆片状，等等。成型后再烘干，撒上调料，喷上油脂，就是我们手里琳琅满目的膨化零食了。

正是经过这一膨化过程，以淀粉为主的膨化零食反而更容易被人体消化和吸收。就像膨化的大米比正常蒸煮的大米更能保存维生素 B_1、B_6。

而且食品经过膨化过程之后，蛋白质发生变性，组织结构呈现多孔状，因此可以帮助肠胃的消化酶渗透进去，促进消化和吸收。这种工艺也应用在现在的宠物粮、畜牧饲料中，有大量的实验数据。

所以说白了，膨化就只是个制造工艺、纯物理手段。甚至正是因为在膨化过程中进行了一次高温灭菌，食物减少了水分，又在密封环境内进行保存，不容易滋生霉菌，所以膨化食品很安全、卫生。

为什么很多人总把膨化零食误解成"垃圾食品"呢？其实并不关膨化工艺的事，是之后的加工步骤带来了几大问题。

◉ 膨化食品的传言是真的吗？

1. 膨化食品能让人上瘾，吃多了还会"上火"

不少人爱吃膨化食品，是因为多孔状的膨化食品会使得调味料更加"入味"。一吃膨化食品就停不下来，甚至吃完了还要嗦一嗦、舔一舔手指头，本质就是爱吃膨化食品里的调味料。

吃多了这种高脂肪、高热量、高盐、高糖、多味精的调味料，当日摄入的热量、钠含量就超标了，容易导致肥胖、血压波动等情况。

不少人在吃完几包膨化食品之后出现口腔、喉咙干痒等不适现象，也就是不少老一辈人爱说的"上火"，其实是膨化食品里的盐"闹"的。膨化食品好吃得让人停不下来，就是我们身体里对各种香辛料、盐等调味料的渴求。

控制每日食用量，不要用膨化零食代替正餐，就不会出现这种问题了。

2. 膨化食品含有铅

不少家长对膨化食品深恶痛绝的原因之一就是听说膨化食品含有大量的铅，如果自家还处于发育之中的孩子摄入过多的铅，容易影响造血系统、神经系统，导致儿童出现记忆力下降、多动等问题。

事实真的如此吗？

其实在早期阶段，由于制造工厂里膨化器金属管道含铅，所以在高温环境下，容易使得管道里的铅发生汽化，污染食物。但到了现在，生产设备进行更新换代，大品牌厂家往往会使用不锈钢材质的设备，从而规避了食物污染的问题。

3. 膨化食品含有铝

虽说现在正规品牌的膨化食品受铅污染的事情是个误会，但是膨化食品含有铝的问题是实锤了！

一般来说，膨化食品中的铝来源于两处：一是大量的食品添加剂，比如含铝的膨松剂（明矾、碳酸氢钠）；二是包装材料析出一部分的铝。

铝是一种半衰期很长、代谢较为缓慢的物质。儿童长期过量摄入铝的话，容易影响大脑功能及身体发育。

为了解决这一问题，建议大家要选择正规、靠谱品牌的食品，仔细阅读食品标签，以防那些"三无"厂家毫无节制地加入食品添加剂以及使用不合规的包装材料。

◉ 膨化食品该如何挑选？

市面上的膨化食品这么多，这里帮大家总结一下挑选办法。

1. 看厂家

同样是膨化零食，正规大品牌和"三无"小厂家的产品价格相差不少。为了健康考虑，选择合规厂家品牌才放心。

2. 选挤压膨化

挤压膨化的制作方法不容易残留重金属，较少用油，对身体更加健康。

3. 挑配料表

选好膨化零食之后，看看包装袋后面的配料表，若有氢化植物油、代可可脂、糖精钠等字眼的话，就要多注意了，尽量不要给儿童大量食用。

4. 查营养成分

孩子优先吃高蛋白、低脂肪、低热量、低盐、无反式脂肪的膨化食品。

◉ 油炸和非油炸薯片，谁更健康？

一些薯片爱好者在健康方面有顾虑，一看到非油炸薯片就会走不动路。所以非油炸薯片是健康版的薯片吗？我们可以放心大胆地狂吃不停吗？

非油炸薯片真的不需要用油？如果你信了，那真的是想多了！

非油炸薯片的制作方法是表面喷油 + 热风烘干，以此实现薯片变干、变脆。但它并不是完全不用油。不少人觉得非油炸薯片比油炸薯片要健康得多的想法是一个美丽的误会。

非油炸薯片的脂肪含量、盐含量还是很高的，仍妥妥地属于热量"炸弹"。

所以，要想吃真正健康的薯片，建议还是自己在家把土豆蒸熟、捣成土豆泥、压成小圆片后放在微波炉里烤成低油、低盐的薯片吧。当然，那肯定没有超市里卖的膨化薯片美味了。

知识延伸　　袋装薯片为什么比桶装薯片好吃？

从原料加工工艺来分类，薯片分为鲜切薯片和复合薯片。

鲜切薯片：将完整的马铃薯切片，再煎炸。这种处理办法做出来的薯片一般是袋装的。

复合薯片：把大量的马铃薯捣碎，加入面粉、淀粉等原料，把以上糊状的原料压成饼状，然后用模子切成薄片。这种处理办法做出来的薯片一般是桶装的。

如何区分呢？可以看看薯片是袋装还是桶装。袋装的薯片充了氮气，而桶装薯片几乎不加氮气。

袋装薯片比桶装薯片要好吃，则是因为三要素：薄、脆、香（土豆香味）。

鲜切薯片是由鲜土豆切成薄片的，因此可以切得非常薄。薯片切片炸制，又有氮气的保护，所以片片酥脆。再加上没有加入太多的其他成分，鲜切薯片保留了土豆原有的香味。不像用马铃薯粉做的桶装薯片，鲜切薯片为了更好地成型、变得酥脆，往往会加入更多的添加剂，影响土豆原有的香味。

看完这篇文章，大家就会明白"膨化"只是一种加工方式，食物原材料才是健康的关键！

参考资料：

[1] 谢焕雄、王海鸥:《我国膨化食品加工技术概况与发展》,《农产品加工》下册 2006 年第 9 期。

[2] 张慜、张鹏:《食品干燥新技术的研究进展》,《食品与生物技术学报》2006年第 2 期。

[3] 张秋萍、李建:《一起膨化食品铝含量超标原因分析》,《微量元素与健康研究》2007 年第 2 期。

坚果到底要怎么吃？

62 岁的赵先生早就听说坚果是出了名的营养食品。他有一个 2 岁的小孙子。孙子看动画片的时候，赵先生就守在一边，剥点坚果来喂孙子。

某一天，赵先生起身去上厕所，意外的一幕发生了：小孙子的脸蛋由于憋气的缘故变得通红，眼泪鼻涕糊了一脸；不仅双手在颈部抓来抓去，浑身都在打颤。孩子的表现让妈妈第一时间反应过来可能是异物卡喉了。妈妈赶紧用手臂环抱住儿子的腹部，一只手握拳按压，一只手包住拳头快速用力向上冲击。在孩子妈妈正确实施海姆立克急救法之后，卡在孩子喉咙里的核桃掉出来了。

"都说别给孩子吃坚果了。"妈妈抱怨着，"这么小根本吃不了。"但是爷爷心里想，坚果不是有营养么，到底要不要给孩子吃呢？

● 为什么要吃坚果？

1. 保护心血管系统

首先，坚果是一种富含不饱和脂肪酸的食物，它还含有蛋白质、矿物质、维生素、纤维素、植物甾醇、多酚等，对心血管有很好的保护作用。研究表明，吃适量的坚果能显著降低低密度脂蛋白（LDL）胆固醇，改善葡萄糖代谢，降低心血管疾病的发病风险。

2. 辅助补充营养

坚果含有大量的营养素，比如钙、钾、镁、锌、硒等。此外，坚果含有的膳食纤维比很多水果、蔬菜、薯类和一些粗粮都要多，能帮助我们起到辅助补充营养素、增强身体素质的作用。

3. 抗炎、抗氧化属性更有利于慢性疾病患者

2006 年发表在《英国营养杂志》（*British Journal of Nutrition*）上的一项研究指出，坚果还有一定的抗炎、抗氧化功效。因此，多吃坚果对很多慢性病患者保养身体有好处。

4. 改善精子质量

美国犹他大学医学院研究组在《男科学》（*Andrology*）杂志发表了相关研究，男性在混合食用杏仁、榛子、核桃等坚果 14 周之后，自身精子数量、生存能力、运动能力和形态均有提高。

◉ 坚果也有健康隐患？

坐享健康食品美誉的坚果，在我们大家心中的形象一直都非常正面。但是，你知道吗？坚果一旦吃错，也会有不少的健康隐患。

1. 致癌可能

过期的坚果很容易受到黄曲霉毒素的污染。这是一种毒性超过砒霜 68 倍、致癌性很强的物质。特别是加入调味料后和炒制的坚果，过期之后不易发现。长期食用被黄曲霉毒素污染的坚果，容易

造成慢性中毒，损伤肝脏。

2. 有毒可能

一些不良厂家为了坚果的"美观"，在加工过程中使用工业色素和工业石蜡对坚果进行美容处理，消除杂色斑迹。工业色素、工业石蜡等有害化学物质残留在食品表面，对人体有一定的毒性。尤其是裂果类坚果，比如开心果，果仁中更容易蓄积这些物质，值得我们多加注意。

3. 导致肥胖

坚果本身的油脂含量非常丰富。举个例子，腰果和开心果已经算是健康坚果了，它们的脂肪含量也在 46% 左右。而夏威夷果、碧根果这些脂肪大户呢？脂肪含量超过 3/4。再加上一些商家为了让坚果更加美味，会加入大量盐、花椒、大料、糖、香精等进行调味。这些坚果一旦吃多，难免导致肥胖。

◉ 食用坚果有哪些注意事项？

1. 要选原味的

因为原汁原味的食品很难做假，越是浓烈的香味，就越能掩盖住霉味，所以选择原味的坚果能规避不法商家以次充好的风险。另外，有些坚果被炒焦了，颜色发生了变化，也尽量不要吃。可以挑选那种个头饱满、果仁厚实、颜色自然、表皮光滑的坚果。

2. 少选开口的

除了本身就是开口的开心果之外，尽量少选开口的坚果。这是因为不少商家为了克重更大，会把坚果撬开加盐炒。这样一来，不仅口感更丰富，产品重量也更大了，对于我们来说，钠摄入量却更高了，还容易掩盖了食物不新鲜的味道。

3. 选择营养素价值更高的

坚果由于脂肪含量高，无法成为我们日常摄入营养素的主要来源。所以选择拥有营养价值更高的坚果品种会更好。

市面上常见的坚果主要有：南瓜子、西瓜籽、花生、杏仁、巴旦木、葵花子、开心果、腰果、黑芝麻、奇亚籽、白芝麻、核桃、榛子、巴西果（巴西栗、鲍鱼果）、松子、碧根果、夏威夷果、杏仁、白果，等等。单从营养素角度来看，更推荐巴旦木、奇亚籽、黑芝麻、南瓜子这几种坚果，因为它们的蛋白质钙、钾、锌、硒、镁、维生素 E 多项营养素都较为均衡，优势更突出一些。

4. 正确的日常食用方法

第一种方法是把坚果加入主食中。我们可以尝试做一些经典菜式，比如西芹腰果、腰果虾仁等。还可以和豆类、杂粮一起打成浆，做成粥。这样一来，坚果里的膳食纤维有利于延缓主食带来的血糖上升。

第二种方法是把坚果当零食。建议大家不要买大罐桶装的坚果，最好优先选择小袋分装的原味坚果，这样更方便控制每日食用量，坚果也不易变质。

5. 存储方式要适当

坚果的油脂含量很高，最好是密封冷藏，以防止被霉菌污染。一般来说，在温度 0~10 ℃，相对湿度 55%~70% 的环境储藏，效果较好。并且大家一打开坚果的包装，尽量快速吃完，不要搁置太久。

6. 小朋友吃坚果的要点

对于 1 岁以上、3 岁以下的孩子来说，质地坚硬、大块状的坚果果仁容易卡喉，酿成危险事故。平时给孩子食用的时候，一定要将果仁碾碎，这样既保留了坚果、瓜子的营养，也降低了发生异物卡住气管的风险。

至于 1 岁以下的小朋友，为了降低过敏概率，尽量别喂食花生、榛子等坚果。

参考资料：

［1］ Liu Gang, Guasch-Ferre Marta, Hu Yang, et al, "Nut Consumption in Relation to Cardiovascular Disease Incidence and Mortality among Patients with Diabetes Mellitus," *Circulation Research*, No.6（2019）.

［2］ Gonzalez C.A., Salas-Salvado J., "The potential of nuts in the prevention of cancer," *British Journal of Nutrition* 96, No.2（2006）.

［3］ Ashkan Afshin, Patrick John Sur, Kairsten A. Fay, et al, "Health effects of dietary risks in 195 countries, 1990–2017: a systematic analysis for the Global Burden of Disease Study 2017," *The Lancet* 393，No.10184 (2019).

［4］ Salas-Huetos Albert, James Emma R., Salas-Salvado Jordi, et al, "Sperm DNA methylation changes after short-term nut supplementation in healthy men consuming a Western-style diet," *Androlody*, No.1(2021)

［5］ 中国营养学会：《中国居民膳食指南 2022》，人民卫生出版社，2022。

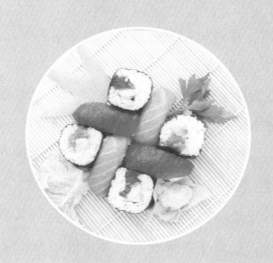

其他篇

食物相克是真的吗？

《菠菜＋豆腐，毒过砒霜！赶紧转发给家里人，这些东西不能一起吃》，看着家族群里的文章，小刘哭笑不得。

一天前，小刘在家炒了菠菜，又烧了豆腐，做完饭后他将照片发到群里，正准备开吃。谁知群里消息"滴滴滴"响个不停，长辈们都在劝他别吃，说菠菜不能和豆腐一起吃，这两个食物会相克。小刘正准备反驳，没一会大伯又把上面这篇文章发了过来。

事实上，不管是在民间还是网络上，一直流传着"食物相克"的说法。这些传言指向了各种食物，并且很多人还深信不疑，甚至有人专门将那些"相克"的食物记下来。

● 食物相克，真的有科学依据吗？

可以负责任地告诉大家，食物相克这个说法不靠谱且没有科学依据。不论是营养学中，还是食品安全理论上，都没有食物相克这个说法。

1935 年，南京出现了一种流行疾病，民间传说是香蕉和芋头混吃导致食物相克而中毒。"中国营养学之父"、原中央大学（后改名为"南京大学")教授郑集决定通过试验来验证食物相克导致流行疾病的说法。他搜集到民间传说里的 184 对相克食物，并选择了同食几率较多的组合，如花生与黄瓜、蟹和柿、香蕉和芋头、皮蛋和糖等 14 组食物，并让人和动物试吃这些组合。在试吃 24 小时后，郑集教授对受试的人和动物进行观察，发现他们的表情、行为、体温、粪便次数和颜色等数据都正常。这是最早驳斥食物相克论调的试验。

2011 年，中国营养学会理事长葛可佑教授也做过相关试验。葛可佑教授就是修订《中国居民膳食指南》，并且创作了"平衡膳食宝塔"的中国营养学泰斗。葛可佑教授团队选择了 50 只小鼠和 60 位健康人士，并让他们连续 7 天试吃传言中的相克食物。最终结果显示，不管是人还是小鼠，在试吃结束后都没有出现不良反应和中毒迹象。2018 年的央视"3·15"晚会上，也曾对食物相克的说法进行了辟谣。

诸多试验表明，食物相克理论是站不住脚的。

◉ 6 个食物相克谣言，请不要再信了！

1. 菠菜 + 豆腐 = 肾结石？

传言称菠菜中的草酸会和豆腐里的钙结合，并导致草酸钙肾结石，吃多了人还容易骨折。

那中国人餐桌上随处可见的菠菜豆腐汤怎么办？这不是摆明了自讨苦吃么？

菠菜含草酸，草酸会妨碍钙的吸收没错，豆腐含大量的钙也没错。可是凭啥两者一结合，就会出现草酸钙并沉积在肾脏里？

事实上，菠菜和豆腐一起进入人体后，它们会在肠道中汇合，并最终以粪便的形式排出体外，压根就没时间达到肾脏，更不会形成结石。

2. 柿子＋螃蟹＝致命？

从小身边的长辈就千叮万嘱，说柿子和螃蟹千万不要一起吃，否则会致命。

事实真没那么恐怖。传言中不能和螃蟹一起吃的，是鞣酸含量高的涩柿子。由于螃蟹本身属于高蛋白食物，涩柿子的鞣酸含量高，两者一结合并且在大量摄入的情况下，就可能使人发生腹痛，但致命是不至于的。

成熟后的甜柿子鞣酸含量会降低到一个很低的水平，这时和螃蟹一起吃就没啥问题了。

3. 猪肉＋百合＝砒霜？

传言说百合成分复杂，会和猪肉成分相克，一起食用后毒性比砒霜还要强。

真实情况是，目前没有任何科学研究证明这两者不能同时吃。而那些猪肉和百合一起食用后出现的身体不适，很可能是食物本身没有处理干净或细菌感染等造成的。

以前医学不发达，大部分人都没有专业的医学常识，所以久而久之就认为猪肉和百合相克。

4. 桃子＋西瓜＝剧毒？

明明都是水果，怎么就不能一起吃了呢？怎么一起吃了就产生剧毒了？

由于都是水果，所以桃子和西瓜的营养成分很相似，基本上就是水、糖、维生素、矿物质和膳食纤维等。从营养学角度来说，这两者同吃根本没有任何中毒的理由和依据。

5. 维生素 C + 虾、蟹等海鲜 = 砒霜？

传言称包括虾和蟹等在内的海鲜，都含有五价砷，如果和富含维生素 C 的水果一起吃，就会转化成三价砷，而三价砷又是砒霜的主要成分，所以两者同吃等于吃砒霜。

殊不知，这类海产品含有的大部分都是稳定的有机砷，哪怕是含量极其微小的无机砷也会被很快代谢掉，很难和维生素 C 发生反应。

更何况，如果要想达到中毒的剂量，那恐怕不是先毒死的，而是先被吃海鲜和维生素 C 撑死的。

6. 鸡蛋 + 豆浆 = 营养价值降低？

这个传言可以说是把人看得一脸懵，鸡蛋和豆浆的组合是很多人的早餐必选，怎么一下子营养价值就降低了呢？

传言称鸡蛋加豆浆营养价值会降低，因为豆浆含有胰蛋白酶抑制物，会抑制蛋白质消化，从而降低鸡蛋的营养价值。

真相是大豆里确实含有胰蛋白酶抑制物，可豆浆都是需要煮熟了才能喝的，等豆浆煮熟了这种物质就被灭活了，也就发挥不了任何作用了。

◉ 吃后身体不舒服的真相

既然没有食物相克，那为何吃完后身体还是会感到不舒服呢？

这是不少人都疑惑的问题。其实，这可能和个人体质有关。

1. 乳糖不耐受

乳糖不耐受的人哪怕单独喝完牛奶都会腹泻，如果在喝牛奶的同时正好吃了其他食物，腹泻还是会发生的，这时就产生了食物相克的错觉。

2. 肠易激综合征

肠易激综合征的主要症状是腹痛、腹胀、排便习惯与大便性状改变等。肠易激综合征往往会持续存在或反复发作。这类患者不管吃什么，都会出现上述症状，这时也很容易会误以为是食物相克导致的。

3. 过敏

食物过敏很常见，比如海鲜过敏、鸡蛋过敏、花生过敏，等等。过敏患者在摄入过敏原后，就会产生不适。

通过以上内容，我们可以发现，不管是营养学，还是生理、毒理学，都证实了食物相克这个说法不存在。可现实生活中，这个说法长期存在，甚至有人专门来编写此类谣言，故意博眼球、赚流量，"食物相克"的谣言因此也在不断更新，我们辟谣的速度远远跟不上谣言流传的速度。

如果你下次再看到"食物相克"这个字眼时，希望你能一笑而过。

参考资料：

［1］ 郑集：《所谓"相克食物"之实验》，《营养学报》2009 年第 2 期。

［2］ 张印红、邓丽丽、王玉等：《有关"食物相克"的调查及实验观察》，《营养学报》2011 年第 2 期。

尿酸高就会得痛风吗?

46 岁的王先生早在半年前，双脚多发肿物。他当时觉得还没有明显疼痛，所以一直没有就诊。最近，他感觉两只脚肿起来的部分有突出的憋胀感，害得他走路都有些跛脚，于是来医院进行检查。

经过检查，结果显示患者的右足痛风石尺寸较大，已经侵犯了整个胫前肌，需要切除；同时，左右内踝里也有着大大小小几十块痛风石。医生们忙活了一上午，都在挖"石"。

接受完痛风石切除术后，医生了解了患者王先生的生活习惯，找到了他长满"石头"的原因。

虽然尿酸高的原因挺多的，但是总的来说无非就是生产的多了（占 10%）、排泄的少了（占 90%）。错误的生活习惯让王先生把这两条全占满了。

尿酸是如何产生和排泄的呢?

◉ 尿酸是什么？

尿酸是人体摄取的营养物质的分解、内源性合成的过程中生成的嘌呤产物，经过肝脏进行代谢后生成的，是人体嘌呤代谢的终产物。

很多哺乳动物以肉和海鲜为主食，但不会出现痛风，因为它们有一种酶叫做尿酸酶。尿酸的溶解性很差，当尿酸与尿酸酶发生反应时，会产生高溶解度的尿囊素。然而，人类的尿酸酶基因是处于不表达状态的，会生成"害人"的尿酸。

不过，尿酸并不一定都是"害人"的。尿酸的正常值通过酶法检测，男性在 150~416 μmol/L，女性在 89~357 μmol/L。尿酸对人体有一定的生理功能，比如它具有很强的抗氧化作用，能够帮助我们去除人体内的氧自由基和过氧亚硝酸盐。另外，在低盐环境下，尿酸还能起到稳定血压的作用。所以，保持尿酸数值稳定、正常，对我们的身体有益。

◉ 尿酸为何会增高？

人体器官对尿酸盐的代谢能力十分有限。因此，尿酸必须经肾脏（70%）和肠道（30%）才能被排出体外。

接下来，我们来看看肾、肠到底是怎么排出尿酸的？

人体血清中尿酸的浓度水平受肾、肠两种通道的调控，每个人的尿酸代谢能力不同，受到基因的影响很大。也就是说，有的人明明饮食很注意，尿酸还持续升高；有的人明明大鱼大肉，尿酸并不高。

在肠道内，尿酸主要是通过几条通道排到肠腔内，大部分的尿酸都会被肠道的细菌所分解。在肾内，肾小管会分泌尿酸盐，帮助进行排泄。同时，在肾内还会进行重吸收。由于重吸收通道对一些酸具有很强的亲和力，比如乳酸和酮酸，因此，当乳酸或酮酸升高时，这些通道的活性就会增强，进而促进尿酸的重吸收。这就是为什么我们摄入了过多的酒精（乳酸多了），或者坚持生酮饮食、高脂肪饮食（酮酸高了）的时候，会增加高尿酸血症风险。

根据上述尿酸产生和排泄机制，尿酸高的原因就容易理解了。我们总结一下：

1. 生产的多了

摄入了过多的嘌呤之后，就会产生过量的尿酸。

2. 排泄的少了

肾脏排泄或吸收尿酸的通道基因发生变异，或肾损伤破坏了通道，或由于某些物质（如药物、酸等）的促进或抑制，从而使肾小管上的这些通道的功能发生了紊乱，都会导致排泄减少。

3. 疾病的影响

肾小球滤过率下降，主要是肾脏疾病、容量不足等所致；它会引起尿酸排泄减少，从而导致尿酸升高。

理解了上述尿酸产生和排泄的机制，我们也就能弄清楚嘌呤、高尿酸与痛风三者的关系了。嘌呤代谢紊乱，尿酸不随尿液排出而被带到血液中，就会形成高尿酸血症。

而尿酸高就一定会诱发痛风吗？答案是不一定！

痛风是单钠尿酸盐沉积所致的晶体相关性关节病。痛风患者常出现痛风石，在患者耳廓、关节周围，肌腱、软组织等周围皮下可见。在身体的各个部位，尤其是四肢形成的痛风石，不仅严重影响肢体外形，甚至会导致关节畸形、功能障碍、神经压迫、皮肤破溃、窦道经久不愈，须接受手术治疗。

痛风患者一定是出现了或曾出现过高尿酸的情况，但仅仅只有5%~12%的高尿酸血症患者最终会得痛风。然而，高尿酸会诱发一系列疾病，比如痛风、高血压、脑卒中、冠心病、糖尿病、肾结石，等等，痛风只是其中一种罢了。

◉ 如何用食疗法控制尿酸？

人体80%的尿酸都是由身体自己合成的，所以我们要控制饮食中的嘌呤，通过饮食的方式来抑制尿酸的产生，促进尿酸的排泄，提高身体的新陈代谢能力，最终达到降低尿酸浓度的效果。

给大家敲一下警钟！别以为"管住嘴、迈开腿"这种建议太普通了，饮食在高血尿酸症的病因占比超过20%。控制尿酸饮食疗法的意义比我们想象的还要大！

北京协和医院就曾做过一项荟萃分析，系统检索了PumMed和Embase两大数据库中近60年来的资料，明确得出减少摄入红肉、海鲜、果糖、酒精、乳制品、大豆制品、高嘌呤蔬菜、咖啡能有效降低高尿酸血症、痛风风险的结论。

所以食疗法对于控制尿酸的作用很大，既能兼顾药物效果，又能消除潜在的副作用。

1. 食疗第一步：被动防守

被动防守，说白了就是忌口。哪些食物的嘌呤高，那就应该远远避开；哪些食物的嘌呤低，那就多多益善。我们也来给大家总结一下。

（1）主食类

粗粮为主，精粮为辅。

（2）菜肴类

绝大多数蔬菜属于低嘌呤类，但是也有例外。在荤菜当中，海参、海蜇皮的嘌呤很低，而猪肉都属于中嘌呤荤菜，鸡、鸭、鱼和动物内脏则属于高嘌呤，一定要避免大量摄入。以下表格（表2、表3、表4）可以作参考：

表2　常见高嘌呤食物及其嘌呤含量

序　号	常见高嘌呤食物	嘌呤含量 (mg/100 g)
1	鲫　鱼	154
2	腐　竹	160
3	三文鱼	168
4	猪　心	170
5	乌鸡肉	173
6	绿　豆	196
7	八爪鱼	198
8	鸡　肉	208
9	黄　豆	218
10	海鲈鱼	227
11	鱿　鱼	244
12	皮皮虾	254
13	茶树菇 (干)	293
14	蚕　豆	307
15	鸭　肠	316
16	鸭胗 (熟)	346
17	鹅　肝	377
18	香　菇	405
19	贻　贝	414
20	紫　菜	415

表3 常见中嘌呤食物及其嘌呤含量

序　号	常见中嘌呤食物	嘌呤含量 (mg/100 g)
1	面　粉	26
2	熟豆浆	29
3	黄豆芽	29
4	香　菇	37
5	豆　角	40
6	黑芝麻（熟）	43
7	江　米	48
8	口蘑（鲜）	50
9	西兰花	58
10	水豆腐	68
11	开心果	70
12	豌　豆	86
13	杏鲍菇	94
14	牛　肉	105
15	鲜　虾	101.5
16	花芸豆	118
17	银耳（干）	124
18	猪　肉	138
19	河蟹（生）	147
20	兔　肉	148

表4 常见低嘌呤食物及其嘌呤含量

序　号	常见低嘌呤食物	嘌呤含量 (mg/100 g)
1	冬　瓜	1
2	柚　子	4
3	杏	5
4	芹　菜	5
5	西　瓜	6
6	香　蕉	7
7	鹌鹑蛋	7
8	香　瓜	7
9	葡　萄	8
10	菠　菜	8

（续表）

序　号	常见低嘌呤食物	嘌呤含量 (mg/100 g)
11	葡萄（红提）	9
12	杨　梅	10
13	白萝卜	11
14	土　豆	13
15	大白菜	14

（3）汤类

不少需要控制尿酸的人闻"汤"色变，但其实喝汤也是有技巧的。

首先，食材选低嘌呤食物。之后，看看调味料、火锅底料的外包装，尽量选择低酒精含量的。接下来，注意时间。一般来说，食材在烹饪 5~20 分钟自带的嘌呤量会有所损失，之后便开始上升。所以只要我们在汤里放上低嘌呤、易熟的蔬菜，少放调味料，煮汤过程尽量不要超过 20 分钟，那么喝汤还是比较安全的。

2. 食疗第二步：主动进攻

除了忌口之外，我们还可以选择主动进攻，多吃一些经过科学论证有助于降低血尿酸，缓解关节疼痛、肿胀的食物。

大量临床研究证实了维生素 C 可以显著降低血尿酸、痛风的风险。可是水果的维生素 C 和果糖含量都很高，所以综合考虑，适量吃一些樱桃、桃子、石榴、苹果、柠檬有助于降低血尿酸，但不能敞开肚子吃。

除了以上的水果，番石榴叶、洋葱、茶、膳食纤维对降低血尿酸、防治痛风也有一定的功效。

3. 食疗第三步：提防乙醇与糖分

一说到控制尿酸，不少人只知道要少吃容易升高尿酸的食物，忽视了两大"危险分子"——乙醇与糖分。它们会刺激内源嘌呤的生成，对尿酸的危害可能比直接吃高嘌呤食物更大！

（1）乙醇

它能直接加速人体内嘌呤的合成，从而提高人体内尿酸含量。另外，乙醇还会使人脱水，也会使血中的尿酸浓度升高。

在所有含酒精的饮料当中，啤酒稳坐"尿酸黑名单"的第一把交椅。正是因为啤酒里含有的氨基酸（D-氨基酸）跟一般的食物不同，它会在我们体内引起氧化应激反应，损伤 DNA。损坏的 DNA 变成内源嘌呤。所以如果只顾着避开高嘌呤食物，结果没管住嘴，还是喝起了小啤酒，一切都会前功尽弃！

（2）糖分

糖类物质可通过抑制 ABCG2 基因的表达及活性，使其不能由滑囊液进入血液，从而减少了尿酸的排泄，增加了血尿酸的浓度。摄入过量的糖分会促进浓度偏高的血尿酸进入关节，为关节发生炎症埋下伏笔。

在所有的糖分当中，果糖属于危害榜单的老大。因为它的代谢不需要胰岛素的参与，磷化过程像坐了火箭一样快，我们人体细胞里的磷分子不堪重负，后续只能偷工减料式生产。所以，要想降低尿酸，也不能忘记避开水果、果汁、碳酸饮料（其中最常应用的果葡糖浆中含有 55% 的果糖）哦。

通过这篇文章，我们就会明白饮食管理对控制尿酸有着多大的意义了。掌握了本文提到的食疗小技巧，我们就能"无痛式"调尿酸，远离痛风。

参考资料：

［1］ Li Rongrong, Yu Kang, Li Chunwei, "Dietary factors and risk of gout and hyperuricemia: a meta-analysis and systematic review," *Asia Pacific Journal of Clinical Nutrition* 27, No.6（2018）:1344-1356.

［2］ Hyon K.Choi, Karen Atkinson, Elizabeth W. Karlson, et al, " Purine-rich foods, dairy and protein intake, and the risk of gout in men," *The New England Journal of Medicine* 350, No.11（Mar. 2004）:1093-1103.

［3］ Joseph Jamnik, Sara Rehman, Sonia Blanco Mejia, et al, "Fructose intake and risk of gout and hyperuricemia: a systematic review and meta-analysis of prospective cohort studies," *BMJ Open* 6, No.10(Oct .2016).

［4］ Hyon K.Choi, Karen Atkinson, Elizabeth W. Karlson, et al, "Alcohol intake and risk of incident gout in men: a prospective study," *The Lancet* 363, No.9417(Apr. 2004):1277-1281.

［5］ Nicola Dalbeth, Savvas Nicolaou, Scott Baumgartner, et,al, "Presence of monosodium urate crystal deposition by dual-energy CT in patients with gout treated with allopurinol," *Annals of the Rheumatic Diseases* 77, No.3(Mar. 2018):364-370.

血脂高该怎么办？

一个刚满 30 岁的小伙子拖着沉重的脚步，缓缓走进了诊室。一见到医生，他有些不好意思地说："医生，我最近老是有些头晕、没劲，不知道是生病了还是没休息好。"

小伙子很年轻，正处在最有精力的人生阶段。他既不骨瘦如柴，也没有过度肥胖，但是抽出的血变成了乳白色，他自己和医生都震惊了！化验检查结果显示，低密度胆固醇、甘油三酯指标比正常值高出 2 倍。

医生继续发问："是不是经常吃得不健康，也缺乏运动？"小伙忙不迭地点头："我上班太忙了，实在没办法自己准备饭菜。我这一年多天天都在吃外卖。"

医生嘱咐道："血脂要控制好，否则以后脑梗、心梗都可能来找你。"

小伙子很疑惑："都说血脂高，到底哪一项是血脂？我看抽血化验单里没有血脂这个指标啊？"

那么，到底什么是血脂呢？

◎　血脂是什么？

血脂就是大家非常熟悉的血脂四项——甘油三酯、总胆固醇、低密度脂蛋白和高密度脂蛋白。

1. 甘油三酯

甘油三酯的增高是冠心病的危险因素。如果数值出现异常增高，首先要考虑的是高脂高蛋白血症、糖尿病、梗阻性黄疸、甲状腺功能低下等疾病。

2. 总胆固醇

总胆固醇过高容易导致动脉粥样硬化和心脑血管疾病的发生，常见的有冠心病、心肌梗塞、脑梗等。总胆固醇是指血中各类脂蛋白中含有的胆固醇酯的总和，正常范围应该在 3.24~5.7 mmol/L 之间。胆固醇对我们身体的正常功能至关重要，它在维持脑及神经系统的健康发育中起着重要作用。可是它不溶解于水和血液，需要水溶性载体脂蛋白（低密度脂蛋白与高密度脂蛋白）的帮助。

3. 低密度脂蛋白

低密度脂蛋白是通常被称作"坏胆固醇"的低密度脂蛋白胆固醇（LDL-C）的载体，它的任务是从肝脏运送胆固醇到体内各处组织细胞，但并不回收送出去的胆固醇。如果太多的胆固醇被送进来，人体的组织细胞无法及时地吸收和利用，胆固醇就会滞留在血管内壁，引起炎症反应，引发心脑血管疾病。

4. 高密度脂蛋白

高密度脂蛋白携带着"好胆固醇"高密度脂蛋白胆固醇（HDL-C），有"血管清道夫"之称。它会任劳任怨地把堆积在血管内的胆固醇送回到肝脏，转化为胆汁，随着大便排泄出来。

◉ 如何控制血脂？

控制血脂，主要就是做好胆固醇管理。难么，如何降低我们身体中的"坏胆固醇"水平，提高"好胆固醇"水平？

1. 会吃

会吃的原则就是远离两大坏脂肪，多吃好脂肪和"坏胆固醇克星"。

第一大坏脂肪，就是饱和脂肪。日常饮食过度摄入饱和脂肪会升高血液中"坏胆固醇"的水平。我们平时要少吃猪油、牛油，以及肥肉、香肠，而且油炸食物需使用能耐高温的油，这种油的饱和脂肪含量很高，也不能多吃。

第二大坏脂肪，就是反式脂肪酸。我们要是看到富含反式脂肪酸的咖啡，使用植脂末的奶茶，使用人造奶油、黄油的蛋糕、饼干、巧克力（尤其是含代可可脂的）、油炸食品等，就要提高警惕，管住嘴巴了。

好脂肪就是富含不饱和脂肪酸的食物。比如鱼类，尤其是富含ω-3的深海鱼，还有坚果（腰果、杏仁、瓜子等）、牛油果、植物油（橄榄油、葵花籽油、核桃油等）。

可溶性膳食纤维是"坏胆固醇"的"克星"！它富含β-葡聚糖，能降低肠道对胆固醇，特别是"坏胆固醇"的吸收。成年人每日摄入量须不低于30 g，摄取的种类越多越好，比如燕麦片、绿叶蔬菜（油菜、菠菜、芹菜、菜心等）、菌藻类（香菇、平菇、口蘑等）、红黄颜色蔬菜（南瓜、西红柿、胡萝卜、彩椒）等。

以下是常见食物的胆固醇含量（表5），大家可以自行对照参考。

表5 常见低、中、高胆固醇食物

常见低胆固醇食物（胆固醇含量 <90 mg/100 g）		常见中胆固醇食物（胆固醇含量 90~200 mg/100 g）		常见高胆固醇食物（胆固醇含量 >200 mg/100 g）	
食物种类	胆固醇含量（mg/100 g）	食物种类	胆固醇含量（mg/100 g）	食物种类	胆固醇含量（mg/100 g）
瘦猪肉	60~88	肥牛肉	194	猪 蹄	6 200
青 鱼	90	肥羊肉	186	猪 心	3 640
鲑 鱼	35~86	猪 肚	125~173	鹌鹑蛋	640~3 100
龙 虾	85	肥猪肉	136	鸡蛋黄	1 705~2 000
海蜇皮	16~85	牛肥肠	150	鱿 鱼	1 170
鸡胸肉	80	瘦羊肉	100	虾 子	896
一般淡水鱼	60~80	瘦牛肉	91	小虾米	738
一般海产鱼	50~60	泥 鳅	145	虾 皮	608
蛋 糕	47	腊 肠	159	鸭 蛋	560~634
冰淇淋	40	黄 鳝	120	鸡 蛋	450~608
炼 乳	39	鸡 肉	117	鱼肝油	500
羊 奶	34	干 贝	148	虾	220
脱脂奶粉	28	猪 油	114	螃 蟹	235
牛 奶	13~24	牛 油	110	猪 肝	420
酸牛奶	12	全脂奶粉	104	奶 油	163~300

2. 多动

一周三次最少 30 分钟的有氧锻炼（如健走、慢跑、游泳、骑自行车等），可以改善机体的新陈代谢，降低机体对"坏胆固醇"的吸收。而且肥胖是血脂代谢异常的重要危险因素，我们可以通过加强运动锻炼，把身体质量指数（BMI）控制在20.0~23.9，更有利于降低"坏胆固醇"水平。

3. 护肝、护肠道

胆固醇在肝脏内会转变成胆汁酸，所以肝功能是否正常非常重要，它能保证胆固醇的正常代谢。平时的一些伤肝行为，比如熬夜、吸烟、喝酒、滥用肝毒性药物等，就不能再做了。平时还可以多吃一些富含优质蛋白质的蛋、奶、鱼，促进肝细胞再生。

保持肠道健康也很重要。不论是由肝脏合成的胆固醇，或是由食物所获得的胆固醇，都要经由小肠被吸收。平时我们可以多吃一些富含益生菌的食物如酸奶、干酪，发酵的食物如泡菜、豆豉等，通过保持肠道健康的方式来促进排出"坏胆固醇"。

4. 合理使用药物

要想降脂的话，除了生活方式干预外，我们还可以合理使用药物。降低"坏胆固醇"的药物有：

①他汀类药物：作为高胆固醇血症的一线药物，很多人对它已经很熟悉了。它的原理是阻断胆固醇合成过程中甲羟戊酸的合成，从而使得肝细胞内合成的胆固醇减少。代表药物有辛伐他汀、氟伐他汀、洛伐他汀、匹伐他汀、普伐他汀、阿托伐他汀、瑞舒伐他汀等。

②胆固醇吸收抑制剂：这类药物能通过减少肠道内胆固醇的吸收，降低血浆胆固醇的水平。代表药物有依折麦布。

③抗氧化剂：通过降低胆固醇合成、促进胆固醇分解，使血胆固醇降低。代表药物有普罗布考。

有学者开始拓宽思路，想着研发能升高"好胆固醇"的新型药物。比如载脂蛋白 A1（apoA1）是一种在肝脏和肠道中合成的蛋白质，是"好胆固醇"的主要构成成分。可惜，截至目前，重组 apoA1 的临床随机对照试验失败了。希望未来科技进步，我们能获得更多的选择。

参考文献：

［1］《吃外卖 1 年血液变"乳白色" 胆固醇指标高会要命》,《浙江日报》2018 年 5 月 30 日。

［2］ Jo Ann S. Carson, Alice H. Lichtenstein, Cheryl A. M. Anderson, et al, "Dietary Cholesterol and Cardiovascular Risk: A Science Advisory From the American Heart Association," *Circulation* 141,（2020）: e39-e53.

［3］ Christopher N. Blesso, Maria Luz Fernandez, " Dietary Cholesterol, Serum Lipids, and Heart Disease: Are Eggs Working for or Against You?" *Nutrients* 10, No.4(2018).

［4］ Mohammad Hossein Rouhani, Nafiseh Rashidi-Pourfard, Amin Salehi-Abargouei, et al, "Effects of Egg Consumption on Blood Lipids: A Systematic Review and Meta-Analysis of Randomized Clinical Trials, "*Journal of the American College of Nutrition*, No.2（2018）:99-110.

［5］ Soliman G. A., " Dietary Cholesterol and the Lack of Evidence in Cardiovascular Disease," *Nutrients* 10, No.6 (2018).

［6］ Dehghan M., Mente A., Rangarajan S., et al, "Association of egg intake with blood lipids, cardiovascular disease, and mortality in 177,000 people in 50 countries," *The American Journal of Clinical Nutrition* 111, No.4(2020):795-803.

抗糖就是抗衰老和永葆青春的秘诀吗?

29 岁的汪女士一直都对"奔三"非常恐惧,想要留住青春美貌成了她潜意识里最重要的事。有一天,她刷手机视频的时候看到自己儿时就很喜欢的女演员年逾五十却依然美丽动人,怪不得人送外号"冻龄女神"。

"冻龄女神"对着镜头微笑着说:"好多粉丝朋友都希望我来分享一下美丽秘诀。其实曾经的我超爱吃甜食,但为了工作,我只能戒掉绝大部分的糖。多亏了营养师的帮助,现在坚持了 20 年抗糖之后,皮肤也不容易暗黄。看到自己美美的,心情都好呀。抗糖真的能抗衰老,大家可以试试。"

"抗糖"?汪女士第一次接触到这个概念。对着手机屏幕里实际年龄只比自家妈妈小几岁,但依旧充满少女感的冻龄女明星的这张脸,她隐隐觉得很有信服力。

一开始,汪女士简单地学习了一下抗糖理论,尝试戒掉奶茶、蛋糕、高糖水果。坚持了一个多月之后,汪女士惊喜地发现自己果然长痘减少了,皮肤状况也有所改善。

抗糖方法太科学了吧!她美滋滋地想着。可是之后的几个月,抗糖的神奇功效好像在慢慢消失了。汪女士又有些心急了。这一回，她开始戒掉一部分的米饭、面条、馒头等主食，只吃少少的燕麦粥、手打抹茶等食物。

除此之外，她刷牙、洗脸的时候会用高价购入的进口"抗糖牙膏"和"抗糖洗面奶"；厨房里摆着抗糖版的电饭煲；公司办公桌的抽屉里放着动辄需要花费小半个月工资的抗糖丸、抗糖口服液、抗糖阻油片。

汪女士满心期待着自己的皮肤再次给她正面的反馈，甚至幻想自己到了四五十岁的时候，也能跟冻龄女明星一样年轻。结果，身体开始出现了一系列奇怪的表现。

一开始，汪女士感觉自己很容易掉头发、劈指甲。后来，她偶有胃痛、呕出酸水。随着时间推移，汪女士身体上的不适症状不仅没有消失，反而有些加重了。去医院检查之后，体检报告给她浇了一盆凉水。

原来，戒掉主食、饱一顿饥一顿的生活习惯已经伤害了汪女士的胃，同时还让她多项营养素匮乏。由于缺乏专业营养师指导，长期服用的大量抗糖丸、抗糖口服液在一定程度上损伤了她的肝肾功能。

医生拿着化验单，严肃地告诉她："你现在的皮肤年不年轻，我不好说。身体是被你折腾得一塌糊涂！"汪女士还有些委屈：明星都在坚持抗糖，自己哪一步做错了啊？

抗糖到底能不能抗衰老？想要留住青春的健康代价又是什么？

◉ 抗衰老密码 —— 糖

糖对我们身体有一定生理作用，但过量摄入也会导致健康危害。那么近两年刮起的抗糖流行风潮，又是怎么一回事？

其实，抗糖风潮之所以能如此流行，主要是抓住了我们人类的"死穴"——害怕糖化反应引起的衰老。糖化反应是由还原糖（如葡萄糖、果糖、乳糖等）与蛋白质、脂质、核酸等发生的一系列反应，最后产生一种晚期糖化终末产物（AGEs）。简单来说，其实就是我们人体的蛋白质在经过糖化后，结构会发生改变，失去功能，从而导致机体出现一系列的衰老现象。

具体的"作案过程"：还原糖们对各类蛋白质实施了无差别攻击，逮到谁都是一顿"输出"。对阵的若是一个负责支撑皮肤组织的胶原蛋白，一个负责维持皮肤弹性的弹性蛋白，那么随之而来的就是皮肤松弛、出现皱纹。

著名期刊《皮肤病学》（*British Journal of Dermatology*）曾做过一项研究，结果发现 60 岁以上人群比 30 岁人群的皮肤内糖化产物 AGEs 要更多。同时，我们的肤色变黄并不只是因为黑色素含量高，还和 AGEs 的水平成正比。这些研究都证实了糖化反应和肌肤老化真的有关系。

既然要抗糖，那我们究竟抗的是什么糖？

在大多数人看来，抗糖就是远离奶茶、蛋糕、巧克力之类的甜点。但是，从糖化反应的角度来看，它们和馒头、大米没有什么区别，因为它们都是被转化成还原糖的。这就意味着，即使你不喝奶茶和甜品，但仍然吃着诸如大米、馒头之类的碳水化合物，这些糖分都会被身体转换成葡萄糖，糖化的过程仍然会继续。

所以从原理上来说，虽然抗糖有用，但我们不能为了抗衰老就连饭也不吃了，那样岂不是本末倒置？

有没有一种方法可以从抗糖中获得抗衰密码，又不伤害身体呢？那我们就得从 AGEs 本身去寻找答案。

◉ 衰老的真正"敌人"—— 糖化产物 AGEs

德国明斯特大学在 2012 年发表的一篇名为 *Advanced glycation end products: Key players in skin aging?* 的综述文章，讨论了 AGEs 和皮肤老化之间存在着多机制的联系。

由于几乎所有的蛋白质、脂类和核酸都参与了糖化反应，我们可以说 AGEs"掺和"到了一系列的生理过程当中，多方位影响衰老进程。因此，当我们说到抗"糖"的时候，实际上是在讨论"抗AGEs"。所谓的"抗"，也就是尽可能地防止 AGEs 产生或者降低其积累。

首先，就是阻止生成 AGEs。

阻断 AGEs 形成的最好方法是从源头上进行控制。限制糖的摄入，避免还原糖在人体内的积累，不仅要管住嘴，不碰奶茶、面包、小蛋糕，也要控制正常饭菜里的糖分总量。

阻止 AGEs 生成的第二个办法是从过程下手。在糖化过程中，AGEs 并非一次性产生的，在一系列的复杂反应中对各步骤进行"截胡"，就可以实现抗糖。或者使用抗氧化成分在糖化过程中"捣乱"，比如维生素 C、维生素 E、绿茶含有的多酚类化合物、豆类含有的黄酮类化合物等，效果也不错。

其次，就是解决 AGEs 的堆积问题。

AGEs 在机体中的含量随时间的推移而发生动态变化，既与生成速度有关，又与分解速度有关。细胞内已有清除 AGEs 的物质，如乙二醛酶，可对 AGEs 进行代谢。有一部分抗糖产品就是使用这一思路的。

年轻人的新陈代谢速度快，AGEs 一旦产生，很快就会被分解。蛋白质被破坏后，又会有新的蛋白质补充上来。随着年龄的增长，AGEs 的累积也会越来越多。AGEs 含量愈高，老化愈快。

但是，当提及 AGEs 积累时，许多人忽略了另外一种 AGEs 的来源，那就是直接摄取。

在烹调食品时，也会产生大量 AGEs。就拿红烧肉来说，"炒糖色"是一种经典的糖化反应。在烘烤过程中，随着"嗞嗞"的声音，一块块面包开始散发出浓郁的香味，这就是糖化反应的结果。炭烤、油炸、干煸等美拉德反应都能让食物变得美味，让人胃口大开，但是，它也会生成大量的 AGEs。

◉ 正确抗糖

看到这里，你也许已经找到正确的抗糖方法。总结一下：

1. 抗糖可以辅助抗衰老，但请别过分依赖

无论我们采用何种方式，衰老都是一种客观规律，要靠人工手段将 AGEs "清零"，基本上是不可能的，最多只能降低它对身体的负面影响。所以别再为了抗糖而过度节食，甚至还想戒掉米饭了。

保持良好的生活习惯、饮食习惯，让整个身体更加健康的话，我们看起来也是容光焕发的哟！

2. 别迷恋高价抗糖产品

抗糖路漫漫，真的不是把钱全砸进高价抗糖产品就行了。少吃烧烤和油炸食物也能起到类似的效果，经济成本还更低。在科学膳食的基础上，适度吃一些富含维生素 C、维生素 E、茶多酚的食物，也能在糖化反应中"捣乱"。

而且，正规的抗糖产品也有一些坑。一是某些成分是用于治疗糖尿病的，适合于抑制病人体内高血糖引起的过度糖化，但不能用于针对皮肤的抗糖。二是部分药物只做过体外试验。表面上数据看着很好，但在体内进行实验后就不一定了。只有弄清楚了这两点，咱们才有可能不缴这个智商税。

参考资料：

［1］ Miranda A. Farage, Kenneth W. Miller, Howard I. Maibach, "Glycation and Skin Aging," *Textbook of Aging Skin*, (2017):1247-1270.

［2］ Paraskevi Gkogkolou, Makus Böhm, "Advanced glycation end products: key players in skin aging?", *Dermato-Endocrinology* 4, No.3(2012): 259-270.

［3］ Herré Pageon, Marie-Pascale Técher, Daniel Asselineau, "Reconstructed skin modified by glycation of the dermal equivalent as a model for skin aging and its potential use to evaluate anti-glycation molecules," *Experimental Gerontology* 43, No.6(2008): 584-588.

［4］ Lin Jer-An, Wu Chi-Hao, Yen Gow-Chin, "Perspective of Advanced Glycation End Products on Human Health," *Journal of Agricultural and Food Chemistry* 66, No.9(2018): 2065-2070.

明星追捧的生酮饮食法是否有隐患？

26岁的小余是个爱美的女生。有一天，她刷手机视频的时候发现了某部热播电视剧的男演员跟大家分享了自己最近的减肥心得。

"拍戏实在是太累了，根本没有精力运动，而且导演又要求我快速减重，靠锻炼来减肥的话根本来不及。然后我的营养师给我安排了生酮饮食套餐。我坚持了4个礼拜之后，瘦了20多斤。大家都说我瘦下来之后就很贴合角色要求……"男演员对着镜头滔滔不绝，但是小余只注意到"4个礼拜瘦20多斤"这一件事。

她赶紧去搜索了一下什么叫做"生酮饮食法"，结果让她大吃一惊。狂吃高脂肪食物，忍住不吃碳水化合物就是生酮饮食吗？世界上还有这么快乐的减肥方法？本来就对炸鸡、汉堡、奶茶等高脂食物欲罢不能的小余心中狂喜！

简单学习了生酮饮食法之后，小余就开始尝试这种新型减肥方法。水果蔬菜不能多吃？没事，小余本来就不爱吃水果蔬菜。米面等主食不能碰？虽然小余不太适应，但是一想到可以大口吃肉就也能忍耐了。

坚持了4个礼拜之后，小余胆战心惊地站上了体重秤上。虽然她不像视频里的男演员一样快速减重了，但每天狂吃不少高脂食物的她居然也没有怎么发胖。一想到这里，她重燃希望。

之后的 5 个多月，小余一直坚持自己的"生酮饮食法"，不负所望地半年减重 40 斤。看着体重秤上的数字，小余暗下决心："生酮减肥法真的有效还无痛！不需要运动，也不需要饿肚子节食。以后就这么一直坚持，我就能越吃越瘦啦！"

可惜，年末的体检报告泼了她一盆凉水。检查报告显示她的身体亮起了好几盏红灯，高尿酸、重度脂肪肝都找上了门来……

◎　什么是生酮饮食法？摄入高脂肪食物真的能减肥？

生酮饮食法，顾名思义，就是指体内产生酮体的进食方法。一天的碳水化合物不能超过 50g，其中碳水化合物的含量不能超过 5%~10%，蛋白质不能超过 15%，剩下的 75%~80% 由脂肪酸构成。

为何进食高脂食品之后，减肥速度更快？酮体与葡萄糖一样，也是一种能量来源。但是，如果人体不能提供足够的葡萄糖，降低胰岛素水平，那么肝脏就会将脂肪转化为脂肪酸和酮体。

说白了，这种就是靶向消耗脂肪的饮食方法。有效果吗？在正确实施饮食法的情况下，是会有一定的减重效果的。

◎　除了减肥，生酮饮食法还有什么益处？

1. 平稳血糖

生酮饮食法能让餐后血糖在短期内稳定下来。这一点很容易理解，因为血糖就是血中葡萄糖的含量。

碳水化合物是葡萄糖的直接来源。生酮饮食法减少摄入的碳水化合物，从源头处进行控制，血糖自然而然能保持稳定。另外，生酮饮食法还能降低体内的胰岛素水平，在数天内就能加速体内水分的排泄，所以在最初的几天内，会出现明显的减重现象。

持续的低胰岛素水平能够激活燃脂通路，减少内脏脂肪。当肝脏和胰脏消除多余脂肪时，便有助于纠正胰岛 β 细胞继续分化，重新分泌胰岛素，缓解胰岛素抵抗。

国外有大量的证据表明，生酮饮食法对 2 型糖尿病有干预作用。这几年在国内的研究也逐渐增多了起来。

在 2008 年一个随机对照的实验中，84 位 2 型糖尿病病人被随机分为两组：一组是生酮饮食，另一组是低热量饮食。结果显示，生酮饮食对空腹血糖、空腹胰岛素和糖化血红蛋白的影响更为明显，还有 92% 的 2 型糖尿病患者减少或停用了糖尿病药物。

2021 年发布的《缓解 2 型糖尿病中国专家共识》中，由医生、营养师监控的生酮饮食法是短期缓解 2 型糖尿病的方案之一。2022 年，在一项为期 12 周的随机对照研究中，60 位新近确诊的超重成年糖尿病病人被平均分成两个组，其中一组采用了生酮食谱，另一组采用了糖尿病食谱。研究表明，使用生酮食谱的人，糖化血红蛋白、空腹血糖、胰岛素、血脂谱和 BMI 指数都有更明显的改善。

2. 治疗癫痫

就像在研究止咳药的过程意外地发明了可乐、研究降压药的时候意外地发明了蓝色小药丸"西地那非"一样，医生意外地发现生酮饮食法可以治疗癫痫。癫痫发作是神经元异常放电快速耗能，导致大脑能量耗竭的过程。这一过程需要葡萄糖来提供。而生酮饮食法则是将身体的主要供能方式转变成脂肪酸，生成酮体，缓缓地为身体提供持久的能量，从而达到控制癫痫发作的目的。

这种方式从 1921 年就开始应用，目前仍然造福一些难治性的癫痫患者。

◉ **生酮饮食法的害处有哪些？**

生酮饮食法并非毫无害处。大量吃高脂肪、高蛋白以及适量的蔬菜，不吃碳水化合物，从而使脂肪成为能量的主要提供者，在脂肪的燃烧过程中生成酮体的方式是很极端的，容易打破人体膳食平衡，导致一系列不同反应。

1. "酮流感"

在生酮饮食法开始阶段，随着水分的大量流失，饮食中的甘油三酯比例过高，容易导致肠道不适，身体会出现很多所谓"酮流感"的症状。"酮流感"并不是医学术语，而是一个非常流行的"造词"，用来描述开始生酮饮食 2~7 天内出现的便秘、头痛、疲劳、睡眠困难、心悸等症状。

2. 增加肾脏、肝脏的负担

大量脂肪的代谢工作可能会加重肝脏负担，增加非酒精性脂肪肝的风险，而且体内产生的多余酮体也需要经肾脏排出。对没有肾脏疾病的人来说，这种饮食方法让我们更容易长肾结石。这是因为我们吃了过多的动物蛋白，缺乏摄入足够的碱性矿物质的蔬菜水果，酮症状态下尿液 pH 值会降低。

3. 增加患上心脏疾病的风险

由于生酮饮食法中的食物含有大量的饱和脂肪、胆固醇，大量摄入会导致动脉粥样硬化、心血管疾病发生。酮体还会导致甘油三酯突然升高，同样会增加心血管疾病发病风险。

4. 可能引起酮症酸中毒

轻者多饮多尿、恶心呕吐，严重的还会出现脱水、心跳加速等情况，甚至有生命危险。有糖尿病的人如果还坚持生酮饮食法，更容易发生急性酮症酸中毒。

5. 影响内分泌

快速的减肥会导致大量的能量不足。而当营养不足时，机体会慢慢选择关闭一些与维持生命无关的机能，造成内分泌紊乱，甚至妇女闭经。

◎ 生酮饮食法有哪些注意事项？

生酮饮食法和其他的节食方式有很大不同。一般的节食方式都是为了让你少吃一些热量过剩的食物，但生酮饮食法是让我们的身体代谢方案进行180°大转弯，以后的能量不能用葡萄糖，要用脂肪生成的酮体。转换成功了，便是传说中的"入酮"。

第一点，就是大多数人根本没有在坚持真正的生酮饮食法。如果想要强迫身体改变代谢模式，那就必须严格控制饮食的比例。生酮饮食法中的脂肪含量是120~150 g。不少人对这个数字没有概念。举个例子，100 g的雪花牛肉中，脂肪含量仅为23 g。等于我们只能空口吃大量的肥肉。这对许多人来说可能会觉得有些油腻，所以事实上很多人执行的压根不是生酮饮食法。

第二点，即使准确地执行了生酮饮食法，但怎么还是会生出高脂血、高尿酸等一堆毛病？这种现象与许多人天生有一定的脂肪代谢障碍有关。平时还不觉得有什么症状，但一旦长时间摄入大量脂肪，身体就会出问题。

因此如果是比较可靠的生酮科普的话，一般都会建议大家一定要到医院进行详细的检查，了解自身的代谢情况，以及是否存在肝肾功能方面的问题。同时在坚持生酮饮食法的过程中，也要进行定期复查。

总的来说，要精确地执行、坚持生酮饮食法，并且保证自己的身体没有任何损伤，至少应该具备以下几点：

①对营养与生理学知识有基本的了解；

②具备循证素养，不盲目迷信网上鱼龙混杂的信息；

③具有定期身体检查的良好习惯，并自觉向专业医师寻求帮助；

④有足够的时间仔细计算、计划，准备自己的食品；

⑤具备一定的经济负担能力，能够承受相对高价位的食材；

⑥能坚持大量食用高脂肪食品；

⑦对碳水类和甜食都能严格控制。

参考资料：

[1] Eric C. Westman, William S. Yancy Jr., John C. Mavropoulos, et al., "The effect of a low-carbohydrate, ketogenic diet versus a low-glycemic index diet on glycemic control in type 2 diabetes mellitus," *Nutrition & Metabolism* 5, No.36(Dec. 2008).

［2］　Li Sumei, Lin Guoxin, Chen Jinxing, et al, "The Effect of Periodic Ketogenic Diet on Newly Diagnosed Overweight or Obese Patients with Type 2 Diabetes," *BMC Endocrine Disorders*, No.22（2022）:34.

［3］《缓解 2 型糖尿病中国专家共识》编写专家委员会:《缓解 2 型糖尿病中国专家共识》,《中国全科医学》2021 年第 32 期。

冰箱≠保险箱，关于食物储存这些事，
你做对了吗?

江苏南京一名 72 岁的老大爷平素生活节俭，吃不完的饭菜、水果都一个劲儿地往冰箱里塞。在老人家的心里，冰箱就是家里的"大功臣"，什么东西放进去之后好像都不会变质一样。直到有一天，吃了冰箱里的剩饭剩菜后腹泻了两三天的老大爷在家中突然病情恶化，开始神志不清。家人把他送到医院后，老大爷出现呼吸衰竭的情况。最后经过检查，他被确诊为单核细胞增多性李斯特菌感染导致的脑炎。

那么，究竟食物该如何储存? 为什么有些食物放在常温环境里不会变质，放进冰箱后反而坏得更快?

◉ 食物变质的原因

食物变质的原因主要分为 3 种。

1. 微生物

微生物包括细菌、酵母、霉菌，等等。一般来说，细菌是导致食物变质的"主力军"，它能够分解食物中的多糖、蛋白质，产生一些低分子的物质。为什么我们凑近闻那些变质的食物，能闻到一股臭味？其实这就是食物里的蛋白质分解后产生了有机胺、硫化氢、硫醇和粪臭素等，这些物质有刺激性的气味。

打个比方，为什么同样是牛奶，有的需要放冰箱冷藏，有的却可以放常温环境储存？这正是因为微生物在"捣乱"。冷藏纯牛奶（使用巴氏灭菌法的鲜牛奶）在经过消毒之后，保留了一部分无害、较为耐热的细菌，所以需要在冰箱冷藏室内保存，且保存时间也只有短短几天。而常温纯牛奶在生产过程中已经使用超高温的瞬时灭菌技术了，几乎把细菌杀了个"片甲不留"，之后就灌装到了无菌密封包装内。少了"捣乱"的微生物，这种牛奶自然就不需要进冰箱了，哪怕在常温环境里也不容易变质。

2. 食物本身存在的各种酶

食物本身存在的各种酶，比如氧化酶、过氧化酶、淀粉酶、蛋白酶等，它们在适宜的温度下，活性会有所增强，引起食物组成成分的分解。食物被分解之后，就容易变质。就算我们在保存食物的时候做好了杀菌消毒工作，避免微生物来"捣乱"，也很难阻拦食物本身存在的各种酶所进行的自身工作。

3. 食物周围氧气的氧化作用

大家对氧化作用一定不陌生。举个例子，开封了一段时间的食用油之所以有股哈喇味，就是因为油脂的分子式里有不饱和的键。这种油脂很不稳定，容易被氧化，分解成酮、醛等酸败产物。这就是哈喇味的来源。

不同食物受到以上三大方面的影响，氧化还原效率、微生物分解效率各有不同，腐败、变质的时间自然不一样。有的食物在常温环境下保存一段时间也没事，有的放冰箱（温度较低、湿度恒定）冷藏室才能妥善保存，更"娇贵"的话，还需要进冰箱冷冻室（相对而言，进一步控制容易导致变质的因素）进行保存。

● 食物保存的方法

接下来，我们就来逐一学习常见的几大类食物保存方法。

1. 米、面、油

家家户户都会备上一点米、面、油，大家可以直接参照包装上的保质期。根据大米的国家标准（GB 1354–2009）要求，散装大米在常温下的保质期不得低于 3 个月，所以尽量在这个时间内吃完。

通常，未开封的米、面可以保存一年，而食用油可以保存一年半。但如果包装打开了，米、面、油暴露在氧气和微生物中，就必须要在最短的时间内解决掉。

保存方法：密封保存，放于通风阴凉干燥处。

2. 肉、蛋、奶

不光是我们喜欢肉、蛋、奶，微生物也很喜欢这些营养丰富的食物。所以一旦没能妥善保存，它们就会沦为微生物的"繁殖温室"。

一般来说，鸡蛋和肉类的保鲜在很大限度上取决于食物的种类和事先加工、处理的方法。大体来看，在 4 ℃冷藏条件下，鸡蛋和肉类的储存时间在 3~7 天；在 –18 ℃冷冻的条件下，肉类的储存时间一般在 2~3 个月，最长能达到 12 个月。

保存方法：肉和蛋肯定是要放冰箱的。而牛奶的话，较为特殊。牛奶由于杀菌方式的不同，其储存条件也不一样。但是，不管是什么奶，只要打开瓶盖，它就会与周围的微生物接触，从而滋生出大量的细菌。所以开封后的牛奶（包括自己冲泡的奶粉）如果没喝完，就应该盖好盖子，并在 24 小时内喝完。

3. 新鲜蔬菜

跟米面油、肉蛋奶不一样，被我们买回家的蔬菜还是"活生生"的。为什么这么说？这是因为被采摘后的蔬菜仍在进行呼吸作用，维生素 C 等营养素不断氧化、流失。虽然低温、避光储存的环境可以帮助延缓维生素 C 氧化的速度，但并不能彻底阻止这一过程。

就算不考虑霉变、腐坏的微生物风险，蔬菜在存放过程中也会流失营养。所以除非家中有紧急、特殊的情况，不然不建议大家囤蔬菜。

一般来说，绿叶菜的保存时间最短，最好能在 3 天内吃完。而可以被划入"过冬神器"这一类的蔬菜有土豆、胡萝卜、洋葱、萝卜、白菜，储存时间相对来说最长。其余的蔬菜，尽量在 5 天内吃完。

保存方法："娇贵"的蔬菜本身就很难保存，不同蔬菜，其适宜的储存温度和湿度各有不同。在冬天，南方的家庭一般是使用冰箱储存或者室温保存。但是，北方家庭里的"变数"就很多了。直接放在室外的话，低于零度的环境可能会冻伤蔬菜。放在室内呢？暖气温度过高，也容易"好心办坏事"。表 6 是康奈尔大学蔬菜作物系所列出的不同保存环境的蔬菜储存时间参考表，大家可以借鉴一下。

表6 不同保存环境的蔬菜储存时间参考表

需要寒冷、潮湿条件储存的蔬菜			
蔬　菜	温度/℃	相对湿度/%	储存时间
芦　笋	0~2.2	95	2~3 周
西兰花	0	95	10~14 天
卷心菜	0	95	3~6 周
白　菜	0	95	1~2 个月
成熟的胡萝卜	0	95	4~5 个月
未成熟的胡萝卜	0	95	4~6 周
菜　花	0	95	2~4 周
芹　菜	0	95	2~3 个月
甜玉米	0	95	4~8 天
韭菜（绿色）	0	95	1~3 个月
生　菜	0	95	2~3 周
豌豆（绿色）	0	95	1~3 周
萝卜（春天）	0	95	3~4 周
萝卜（冬天）	0	95	2~4 个月
早期土豆	10	90	1~3 周
晚期土豆	4	90	4~9 个月

需要凉爽、潮湿条件储存的蔬菜			
蔬　菜	温度/℃	相对湿度/%	储存时间
黄　瓜	7.2~10	95	10~14 天
茄　子	7.2~10	90	1 周
甜　椒	7.2~10	95	2~3 周
成熟的西红柿	7.2~10	90	4~7 天
未成熟的西红柿	10~21.1	90	1~3 周

需要凉爽、干燥条件储存的蔬菜			
蔬　菜	温度／℃	相对湿度／%	储存时间
大　蒜	0	65~70	6~7 个月
洋　葱	0	65~70	6~7 个月

需要温暖、干燥条件储存的蔬菜			
蔬　菜	温度／℃	相对湿度／%	储存时间
南　瓜	10~12.8	70~75	2~3 个月
辣　椒	10	60~65	6 个月
甘　薯	10~15.6	80~85	4~6 个月

（数据来源：《康奈尔大学蔬菜作物系为当地居民长时间储存蔬菜所给的参考环境》，http://chemung.cce.cornell.edu/resources/storage-quidelines-for-fruits-vegetables.）

总之，一股脑把蔬菜扔进冰箱，既想省事，又期待所有蔬菜不腐烂、变质的好事是没有的。要么把新鲜蔬菜变成腌菜、泡菜，利用一下盐的防腐保鲜作用，要么平时还是要多多上心，检查一下家里的蔬菜有没有腐坏迹象，尽早处理。

◉ 放冰箱坏得更快的食物

以下这 4 类食物放在冰箱里反而会坏得更快。

1. 面包、馒头

这种淀粉类的食品，一般都是常温下 1~2 天的保质期。如果放在冰箱里，食物会变得更干、更硬。这个过程被称为"淀粉老化回生"。尽管这一过程可以在常温下进行，但在低温条件下会进行得更快。

2. 香蕉、杧果等害怕冻伤的水果

人怕冷，一些水果也"怕冷"。一些水果在 0 ℃以上的低温中表现出生理代谢不适应的现象，比如表皮凹陷、变色，内部果肉褐变等，这就叫做"冷害"。最容易对低温敏感从而出现这种情况的，就是在高温高湿条件下生长的热带水果、亚热带水果。此外，未成熟的水果在冷藏环境中不仅不容易正常成熟，还容易出现霉状物或腐烂。

3. 茶叶、奶粉

茶叶、奶粉在室温下可以很好地保存，但一旦放进冰箱冷藏之后，如果密封不严反而容易使冰箱里的杂味、水汽侵入食物，影响食物风味的同时也会导致食物发霉、变质。

4. 蜂蜜、果脯

这类糖分高的食物本身渗透压高、水分少，是不容易变质的，放在室温环境下就可以了。一旦放入冰箱后，低温反而会让食物结晶析出糖分，影响本来美味的食物的成色和口感。

参考资料：

［1］《老人因隔夜菜患脑干脑炎住进ICU》，江苏新闻2022年3月26日，https://baijiahao.baidu.com/s?id=1728347856351251289&wfr=spider&for=pc.

［2］ 中华人民共和国国家质量监督检验检疫总局、中国国家标准化管理委员会：《中华人民共和国国家标准 大米》（GB 1354-2009），2019。

［3］ Salyers A. A., Reeves A, D'Elia J., " Solving the problem of how to eat something as big as yourself: diverse bacterial strategies for degrading polysaccharides," *Journal of Industrial Microbiology & Biotechnology* 17, No. 5-6(1996): 470-476.

［4］ Mead P. S., Slutsker L., Dietz V., et al, "Food-related illness and death in the United States," *Emerging Infectious Diseases* 5, No.5(1999): 607.